ISBN 978-3-662-23486-0   ISBN 978-3-662-25556-8 (eBook)
DOI 10.1007/978-3-662-25556-8

Tag der mündlichen Prüfung: 19. Juli 1957

Hauptreferenten: Professor Dr. H. Kühlwein, Karlsruhe
              Dozent Dr. E. Burcik, Hohenheim
Korreferent: Professor Dr. M. Steiner, Bonn

(Aus den Botanischen Instituten der Technischen Hochschule Karlsruhe
und der Landwirtschaftlichen Hochschule Stuttgart-Hohenheim)

Immunbiologische und chemische Untersuchungen an Hefen

Ein Beitrag zur Frage der serologischen Differenzierung von Hefen,
mit besonderer Berücksichtigung der Methodik

Von

W. BEUTMANN

Mit 2 Textabbildungen

(Eingegangen am 9. Oktober 1957)

Die Zahl der Versuche und somit das Interesse, serologische Reaktionen zur Differenzierung und Identifizierung von Hefen oder hefeähnlichen Organismen heranzuziehen, hat in den letzten Jahren erheblich zugenommen[1].

Über den Wert dieser Methoden für die Mycologie sind die Meinungen vielfach geteilt (vgl. KOLMER u. BOERNER 1945; HENRICI 1947; KOLLE, HETSCH u. SCHLOSSBERGER 1952; LODDER u. KREGER-VAN RIJ 1952). Negative Urteile mögen einmal dadurch zustande gekommen sein, daß bei den sehr unterschiedlichen Versuchsbedingungen die Ergebnisse vieler Arbeiten entweder untereinander nicht vergleichbar oder durch mangelhafte technische Angaben nicht reproduzierbar waren (vgl. ALMON u. STOVALL 1934). Zum anderen ist die Zahl der Veröffentlichungen auf diesem Gebiet im Vergleich zu denen, die sich mit dem serologischen Verhalten von Bakterien befassen, immer noch recht klein; und viele Probleme, wie sie sich z. B. aus der Spontanagglutination mancher Hefen oder aus den Überkreuzreaktionen ergeben, sind bisher nicht oder nur unbefriedigend gelöst. Vom serologischen Verhalten der Hefeproteine weiß man praktisch noch nichts und über die mutmaßlichen Träger der Spezifität (Hefegummi, „acid carbohydrate") ist auch nur sehr wenig bekannt.

Es soll von Versuchen berichtet werden, die sich mit der serologischen Differenzierung von *Candida reukaufii*, *Cryptococcus diffluens* und zweier Stämme von *Torulopsis famata* befassen. Aus den genannten Hefen waren ferner die serologisch aktiven Substanzen zu isolieren und

---

[1] Das Manuskript eines Sammelreferats ist bereits abgeschlossen und wird demnächst veröffentlicht.

wenn möglich, chemisch zu charakterisieren. Dabei sollte an Hand bereits erschienener Veröffentlichungen eine geeignete Untersuchungsmethodik ausgearbeitet und besprochen werden.

I. Untersuchungsmaterial

Hefeart	Stamm	Herkunft
Candida reukaufii	*NE 3, NE 5*	Nektarhefe; identif. Dr. Burcik, Botan. Institut der Landw. Hochschule Stuttgart-Hohenheim
Cryptococcus diffluens	*NE 3/3*	aus *NE 3* isoliert; identif. Dr. B. und Centraalbureau voor Schimmelkultures, Yeast Division, Delft, Holland
Torulopsis famata	*NE 3kl*	aus *NE 3* isoliert; identifiziert Dr. B. und C. v. Sch.
Torulopsis famata	*NE 5γ*	aus *NE 5* isoliert; identifiziert Dr. B. und C. v. Sch.

Burcik (1952, 1956) war es mehrmals möglich, aus der von ihm eingehend untersuchten Nektarhefe *Cand. reukaufii* Hefen zu isolieren, die nach dem Weiterzüchten z. T. als *Cr. diffluens* und z. T. als *Tor. famata* identifiziert wurden. Die später von Schäfer (1954) nachgeprüften und bestätigten Beobachtungen gewinnen durch die Tatsache an Bedeutung, daß sowohl *Cr. diffluens* als auch *Tor. famata* bis jetzt hauptsächlich aus menschlichen Krankheitsherden (bei Nagelbett- und Haarerkrankungen, aus der Lunge eines Tuberkulösen, von Interdigitalmykosen und Psoriasiskranken) isoliert wurden. Vorliegendes Versuchsmaterial war also aus verschiedenen Gründen für die geplanten Untersuchungen von besonderem Interesse.

Ob *Cr. diffluens* mit der von Mager u. Aschner (1947) physiologisch und serologisch untersuchten *Tor. rotundata* identisch ist, wurde nicht überprüft, ist aber auf Grund der von Lodder u. Kreger-Van Rij (1952) gegebenen Beschreibung anzunehmen. *Tor. famata* (*NE 5γ*), die von Burcik (1952, 1956) aus *NE 5* isoliert worden war, wurde ebenfalls zu den hier beschriebenen Versuchen herangezogen.

II. Gewinnung der Immunseren

Durchschnittlich 2,5 kg schwere Kaninchen erhielten in einem Abstand von 5 Tagen 5—6 intravenöse Injektionen einer etwa 3% lebende Hefe enthaltenden Suspension in steigender Menge (0,5, 1,0, 1,5, 2,0, 2,0 cm³). Wenn das injektionsfreie Intervall auf 2—3 Tage verringert wurde, waren an den Tieren schon nach der zweiten Injektion allergische Symptome (vor allem Tränen der Augen) und Freßunlust zu beobachten. Bei einem fünftägigen Injektionsabstand wurde die Immunisierung ohne weiteres vertragen. Zehn Tage nach der letzten Injektion wurde durch Venenpunktion Blut entnommen und eine Probeagglutination durchgeführt. Bei ausreichendem Antikörpertiter fand am folgenden Tag Entblutung statt. Zur Narkose bewährte sich „Narcoren" (Natrium-äthyl-methyl-butyl-barbituricum) 0,2 cm³/kg i. p.[1].

---

[1] „Narcoren" W. Z., Hersteller: Bakteriolog. Institut Dr. Rentschler u. Co., Warthausen.

Gegen *Cr. diffluens* ließen sich nach dieser Methode keine agglutinierenden Seren gewinnen. Über die Herstellung von Immunseren gegen Organismen dieser Gattung (bes. *Cr. neoformans*) existieren schon mehrere Veröffentlichungen (vgl. BENHAM 1935; NEILL u. Mitarb. 1949, 1950; EVANS 1950; SALVIN 1950). Hier wurde in Anlehnung an die Versuche von BENHAM (1935) folgender Weg beschritten:

Die wie weiter unten beschrieben dargestellte Suspension von *Cr. diffluens* wurde 1 Std bei 3000 U/min zentrifugiert, die überstehende Flüssigkeit verworfen und die Hefezellen in steriler n/20-Salzsäure suspendiert. Nach einstündigem Stehen bei Zimmertemperatur wurde die Säure durch Tüpfeln auf p_H-Papier unter möglichst sterilen Bedingungen mit n/10-Natronlauge neutralisiert und anschließend mit soviel einer berechneten Menge steriler konz. Kochsalzlösung versetzt, daß die Natriumchloridkonzentration der Vaccine 0,9% betrug und etwa 3 Vol.-% (feuchter) Hefe in der Flüssigkeit enthalten war. Bei gleichem Injektionsschema wie oben gaben 6 Injektionen Seren mit einem maximalen Agglutinationstiter von 1 : 400.

Welchen Einfluß Säurebehandlung auf *Cryptococcus*-Zellen und deren antikörperbildende Eigenschaften hat, ist nicht geklärt.

Sowohl STODDART u. CUTLER (1916) als auch BENHAM (1935) digerierten vor der Immunisierung *Cr. neoformans*-Zellen mit verdünnter Säure, „um die Kapseln zu zerstören". Sie vermuteten, daß die Kapselsubstanz für die „immunologische Trägheit" der Organismen verantwortlich zu machen sei. KLIGMAN (1947) hielt zur Entfernung der Kapseln eine 35 min lange Behandlung mit 0,5-n-Salzsäure bei 75° C für erforderlich, hatte aber mit den nun völlig entkapselten Organismen keinen Immunisierungserfolg. Auch MAGER u. ASCHNER (1947) gelang es (nach dem Verfahren von BENHAM) nicht, Antiseren gegen die saprophytische *Tor. rotundata* zu gewinnen. Eine scheinbare Stütze des von STODDART u. CUTLER sowie von BENHAM vertretenen Postulats brachte eine Arbeit von NEILL, ABRAHAMS u. KAPROS (1950), die mit schwach bekapselten *Cr. neoformans*-Zellen hochwertigere Seren herstellen konnten als mit stark bekapselten.

Inzwischen war von mehreren Autoren festgestellt worden, daß die isolierte Kapselsubstanz von *Cr. neoformans* noch in hohen Verdünnungen mit entsprechendem Antiserum reagiert (NEILL u. Mitarb. 1949; STANLEY 1949; EVANS u. KESSEL 1951), demnach also zumindest ein Hapten darstellt. Somit wäre die Annahme von der serologischen Inaktivität der Kapsel nicht mehr aufrecht zu erhalten.

In Übereinstimmung mit den Feststellungen von BENHAM (1935) an *Cr. neoformans*, ließen sich die schleimigen *Cr. diffluens*-Zellen nach milder Säurebehandlung gut abzentrifugieren, was zuvor durch längeres Zentrifugieren bei hoher Tourenzahl nicht zu erreichen war. Dabei schienen sie ihre schleimige Beschaffenheit einzubüßen (eine mikroskopische Veränderung konnte jedoch nicht festgestellt werden; vgl. KLIGMAN 1947; NEILL u. Mitarb. 1950) und waren dann in der Lage, agglutinierende und präcipitierende Antikörper zu bilden. Man könnte geneigt sein, den „Schleim" für die schwache oder fehlende Antigenität dieser Organismen verantwortlich zu machen. Dies würde u. U. auch die geringeren antigenen Eigenschaften stark bekapselter Formen von *Cr. neoformans* erklären, die in Kultur im allgemeinen sehr stark mucoid sind.

Versuche, die durch die HCl-Behandlung in Lösung gegangenen Substanzen zu erfassen, hatten folgendes Ergebnis: Beim Versetzen der nach dem Abzentrifugieren der Zellen überstehenden schwach sauren Flüssigkeit mit Alkohol fiel ein geringer grauweißer Niederschlag aus, der sich in Wasser relativ schwer löste und eine positive MOLISCH- und positive Biuretreaktion gab. Hydrolyse der Substanz mit 2-n-Schwefelsäure machte die gleichen Zucker frei, wie sie in dem aus *NE 3/3* isolierten Polysaccharid zu finden sind (siehe S. 249).

Eine weitere Überprüfung der beschriebenen Beobachtungen, besonders im Hinblick auf die pathogene Hefe *Cr. neoformans*, ist für später vorgesehen.

III. Agglutination

Beim Studium serologischer Eigenschaften und Beziehungen von Hefen und hefeähnlichen Organismen ist die Agglutinationsreaktion ohne Zweifel die am häufigsten angewandte Methode. Leider ist sie mit manchen Mängeln behaftet, die die Interpretation der Ergebnisse erheblich erschweren. Die im Vergleich mit Bakterien wesentlich größeren Hefen lassen sich auch weit schwieriger gleichmäßig suspendieren und das Kontrollröhrchen mit physiolog. Kochsalzlösung zeigt meist schon eine feine, von einer schwachen spezifischen Agglutination nur schwer unterscheidbare „Körnung" (siehe z. B. MARTIN 1942; CONANT, MARTIN, SMITH, BAKER, CALLAWAY 1944). Die rasche Sedimentation der Zellen führt ebenfalls zu manchen Schwierigkeiten in der Ablesung. Dazu kommt die bei Hefen häufig zu beobachtende Salzempfindlichkeit in Form einer Spontanagglutination in physiolog. Kochsalzlösung. Letztere Erscheinung bestimmte manche Autoren zur Ablehnung der Agglutinationsmethode.

Es fehlt aber nicht an Vorschlägen, die genannten Mängel zu umgehen oder auszuschalten. LILIENTHAL u. GOLDSWORTHY (1950) wendeten z. B. eine Technik an, die BURNET (1942) zur Ausführung von Hämagglutinationstests empfohlen hatte, und beobachteten nach dem ungestörten Absetzen der Hefen die entstandenen „Sedimentationsschablonen". Eine allgemeinere Anwendbarkeit dieser Methode erscheint jedoch allein im Hinblick auf die sehr unterschiedlichen Formen und Größen von Hefen und auf die Möglichkeit des Vorkommens mehr oder weniger schleimiger Organismen nicht wahrscheinlich. Dagegen beschrieben NORRIS u. RAWSON (1947) eine Technik, die sich in serologischen Studien von *Monilia*- und *Saccharomyces*-Arten und von *Hansenula anomala* bewährt haben soll und eine breitere Anwendungsmöglichkeit verspricht. Sie unterscheidet sich nur wenig von den in der Bakteriologie verwendeten. Zur Vermeidung der Spontanagglutination empfehlen die beiden Autoren in Anlehnung an KESTEN u. Mitarb. (1930) Abschwemmungen höchstens 24 Std alter Kulturen als Testantigen, um die Gegenwart von Mycel auszuschließen, das in vielen Fällen Ursache einer Autagglutination sein soll. Um Prozonenphänomen und Spontanagglutination in Normalserum zu verhindern, verwenden sie inaktiviertes Serum.

Für die hier auszuführenden Agglutinations- und Agglutininabsorptionsreaktionen wurden — unter Berücksichtigung älterer Literatur — zunächst in Vorversuchen mit *Candida*-, *Torulopsis*- und *Cryptococcus*-Stämmen und den entsprechenden Immunseren die besten Versuchsbedingungen ermittelt.

1. Antigenbereitung

Als Vaccine zur Injektion dienten mit physiolog. Kochsalzlösung abgeschwemmte 48 Std bei 18° C gewachsene Malzagarkulturen (4—5% Extr. Malti, 0,2—0,3% Pepton, 2% Agar-Agar), die zur Entfernung von Nährbodenbestandteilen und evtl. Mycelbildungen durch mehrere Lagen sterilen Mulls koliert, noch zweimal mit physiolog. Kochsalzlösung gewaschen und schließlich nach halbstündigem Zentrifugieren in graduierten Röhrchen bei 2000 U/min in soviel physiolog. Kochsalzlösung resuspendiert wurden, daß eine Suspension mit 3 Vol-% Hefe entstand. Die Aufbewahrung erfolgte in braunen Flaschen mit durchstechbarer Gummikappe bei $+ 2°$ C.

Die Antigene für die Agglutinationstests wurden jedesmal frisch und in anderen Konzentrationen, aber sonst auf gleiche Weise bereitet.

Gewisse Schwierigkeiten ergaben sich beim Zentrifugieren der sehr schleimigen *Cr. diffluens*-Zellen, die nach einer halben Stunde zwar einen klaren Überstand aufwiesen, aber kein kompaktes Sediment gebildet hatten und noch gießbar waren. Da längeres Zentrifugieren oder höhere Tourenzahl keine Verbesserung brachte (vgl. MAGER u. ASCHNER 1947), wurde wie bei den anderen Hefen verfahren, die überstehende Waschflüssigkeit jedoch sorgfältig mit einer Pipette abgehoben. Die Vaccine wurde dann in einem Nephelometer auf den Trübungswert einer *Cand. reukaufii*-Vaccine (3%) eingestellt.

2. Spontanagglutination

Die beiden *Torulopsis*-Stämme (*NE 3kl*, *NE 5γ*) zeigten gleich nach dem Abschwemmen mit physiolog. Kochsalzlösung eine deutliche Autagglutination. Sie konnte jedoch durch einstündiges Erhitzen der Abschwemmung auf 60° C, durch Zugabe einiger Tropfen n/10-Natronlauge oder durch zwei- bis dreimaliges Waschen mit physiolog. Kochsalzlösung wieder behoben werden, gleichgültig, ob es sich um Abschwemmungen von Malz- oder Glucose-Pepton-Agarkulturen handelte. Ebenso fanden sich keine Unterschiede zwischen 12-, 24- oder 36stündigen und dreitägigen Kulturen. An *NE 3*- und *NE 3/3*-Suspensionen konnte nie Spontanagglutination beobachtet werden.

3. Agglutinationsreaktionen

Zur Ausführung der Agglutinationstests wurden gleiche Volumteile Serumverdünnung und Antigen in Widalröhrchen (12 mm/100 mm) gemischt und unter viertelstündlichem Aufschütteln 3 Std bei 37° C belassen. Die Ablesung erfolgte nach den Angaben von NORRIS u. RAWSON (1947) am Konkavspiegel eines Mikroskops. Die Seren wurden absteigend (1 + 1) verdünnt. Die Serumverdünnung im ersten Röhrchen nach Zugabe des Antigens betrug 1 : 25. Zur Vermeidung des Prozonenphänomens und zur Erzielung maximaler Titer wurden optimale Antigenverdünnungen verwendet. Seren, die zuvor $^{1}/_{2}$ Std bei 56° C inaktiviert wurden, erbrachten die gleichen Ergebnisse (vgl. NORRIS u. RAWSON 1947).

Das folgende Beispiel einer Versuchsreihe, in der absteigende Serum- und Antigenverdünnungen titriert wurden, zeigt die Zweckmäßigkeit der Ermittlung optimaler Antigenverdünnungen:

Anti-*NE 3kl*-Serum			Antigen *NE 3kl* 1 :				
	62,5	125	250	500	1000	2000	4000
1 : 100	+	+	+	+	+	+	+
1 : 500	+	+	+	+	+	+	+
1 : 1000	−	(+)	+	+	+	+	−
1 : 5000	−	−	+	+	+	−	−
1 : 10000	−	−	−	(+)	+	−	−
NaCl-Kontr.	−	−	−	−	−	−	−

Als Kontrollen wurden ein Röhrchen mit physiolog. Kochsalzlösung und eine kurze Normalserumreihe (1 : 25—1 : 3200) angesetzt. Normalagglutinine gegen *Cr. diffluens* und *Cand. reukaufii* waren in keinem der 20 darauf überprüften Normalseren nachzuweisen. Dagegen reagierten die beiden *Tor. famata*-Stämme mit jedem der Normalseren in den Verdünnungen von 1 : 25 bis 1 : 100. Der Grad der Agglutination war jedoch schwächer (+ +) als bei Reaktionen mit Immunserum (+ + + +).

Wurden die Röhrchen — wie häufig empfohlen — nach der Inkubation im Brutschrank noch 12 Std lang bei Kühlschranktemperatur aufbewahrt, dann stiegen die unspezifischen Titer z. T. noch ganz erheblich an (bis 1 : 1600!). Die Ergebnisse in den Normalserumreihen von *NE 3* und *NE 3/3* (ferner in denen von *Cand. albicans, C. tropicalis, C. albomarginata, C. pulcherima*) blieben durch diese Maßnahme jedoch völlig unverändert.

Zur Feststellung, ob es sich im Fall von *Tor. famata* um Normalagglutinine handelte, wurden Normalserumproben mit *NE 5γ*- und *NE 3kl*-Organismen „abgesättigt" (um etwa vorhandene Normalagglutinine zu binden) und der Überstand nach dem Abzentrifugieren auf Agglutinationsfähigkeit geprüft. Dabei waren die gleichen Erscheinungen wie beim nicht „abgesättigten" Serum zu beobachten (genaue Beschreibung der Technik: S. 234). Fortsetzung der Inkubation bei Kühlschranktemperatur als auch Serumverdünnungen bis 1 : 100 scheinen in den an sich schon etwas instabilen Suspensionen von *Tor. famata* unspezifische Reaktionen hervorzurufen.

a) Agglutinationsreaktionen mit unvorbehandelten Seren

Sowohl die Immunseren von *NE 3* als auch die von *NE 5γ* und *NE 3kl* reagierten mit zahlreichen heterologen Organismen über Kreuz (Tab. 1, 2a, 2b). Jedoch ließen sich *NE 3* einerseits und *NE 5γ* und *NE 3kl* andererseits durch Agglutinationsreaktionen eindeutig voneinander trennen. Dagegen waren *NE 5γ* und *NE 3kl* untereinander nicht zu differenzieren. *NE 3/3* reagierte mit keinem der heterologen Seren. Die Reaktionen von *NE 5γ* und *NE 3kl* mit Anti-*NE 3/3*-Seren scheinen unspezifischer Art zu sein (vgl. S. 231).

Tabelle 1. *Agglutinationsreaktionen unvorbehandelter Seren mit homologen und heterologen Organismen*

Antiserum	Bezeichnung	Titer von			
		NE 3	*NE 3/3*	*NE 3kl*	*NE 5γ*
C. reukaufii	Anti-*NE 3*(I)	1 : 51200	0	1 : 3200	1 : 3200
,,	Anti-*NE 3*(II)	1 : 25600	0	1 : 1600	1 : 800
,,	Anti-*NE 3*(III)	1 : 51200	0	1 : 1600	1 : 1600
,,	Anti-*NE 3*(IV)	1 : 12800	0	1 : 400	1 : 400
,,	Anti-*NE 3*(V)	1 : 25600	0	1 : 800	1 : 800
Cr. diffluens	Anti-*NE 3/3*(I)	0	0	1 : 100	1 : 100
,,	Anti-*NE 3/3*(II)	0	0	1 : 50	1 : 100
,,	Anti-*NE 3/3*(III)	0	1 : 400	1 : 100	1 : 100
,,	Anti-*NE 3/3*(IV)	0	1 : 400	1 : 100	1 : 50
Tor. famata	Anti-*NE 3kl*(I)	1 : 50	0	1 : 6400	1 : 6400
,,	Anti-*NE 3kl*(II)	1 : 400	0	1 : 25600	1 : 25600
,,	Anti-*NE 3kl*(III)	1 : 800	0	1 : 51200	1 : 51200
Tor. famata	Anti-*NE 5γ*(I)	1 : 50	0	1 : 6400	1 : 6400
,,	Anti-*NE 5γ*(II)	1 : 100	0	1 : 12800	1 : 12800
,,	Anti-*NE 5γ*(III)	1 : 25	0	1 : 6400	1 : 12800
,,	Anti-*NE 5γ*(IV)	1 : 400	0	1 : 102400	1 : 102400
Normalserum	NS a	0	0	1 : 100	1 : 100
,,	NS b	0	0	1 : 50	1 : 100
,,	NS c	0	0	1 : 100	1 : 100

Wie aus den Tab. 2a und 2b hervorgeht, reagierten die Seren Anti-*NE 3*, Anti-*NE 5γ* und Anti-*NE 3kl* auch mit anderen Organismen der Gattung *Candida* sowie mit einigen Hefen, die aus Bienendärmen bzw. Nektar isoliert worden waren. Eine nähere serologische Verwandtschaft scheint jedoch nur zwischen der aus Nektar isolierten Hefe *klz*, *NE 5γ* und *NE 3kl* zu bestehen.

b) *Agglutinationsreaktionen nach Agglutininabsorption*

An jedem Immunserum wurden Absorptionsversuche vorgenommen. a) mit homologen Organismen, die sämtliche Agglutinine entfernen sollten, b) mit heterologen Stämmen, um die für die Überkreuzreaktionen verantwortlichen Antikörper „abzusättigen".

Tabelle 2a. *Agglutinationsreaktionen mit einigen Organismen der Gattung Candida*

Antiserum	Titer von			
	Candida albicans	*Candida tropicalis*	*Candida albomarginata*	*Candida pulcherima*
Anti-*NE 3*(IV)	1 : 100	1 : 100	1 : 25	1 : 100
Anti-*NE 3*(V)	1 : 200	1 : 100	1 : 25	1 : 100
Anti-*NE 3/3*(III)	0	0	0	0
Anti-*NE 3kl*(I)	1 : 200	1 : 50	1 : 200	1 : 50
Anti-*NE 5γ*(III)	1 : 200	1 : 50	1 : 200	1 : 100
NS a	0	0	0	0

Tabelle 2b. *Agglutinationsreaktionen mit einigen Hefen, die aus Bienendärmen bzw. Nektar isoliert worden waren*

Antiserum	Titer von			
	x 3w	*x 3r*	*x 3rw*	*klz*
Anti-*NE 3*(IV)	1 : 25	0	1 : 25	1 : 200
Anti-*NE 3kl*(I)	1 : 800	0	1 : 25	1 : 3200
Anti-*NE 5γ*(III)	1 : 800	0	0	1 : 3200
NS a	0	0	0	1 : 50

Agglutininabsorption

Etwa 1 Vol.-Teil einmal mit physiolog. Kochsalzlösung gewaschene und bei 2000 U/min $1^1/_2$ Std zentrifugierte, von der überstehenden Flüssigkeit sorgfältig befreite Hefezellen wurden in etwa 10 Teilen Immunserum (1 : 12,5) suspendiert und 2 Std bei 37° C in den Brutschrank und 12 Std in den Kühlschrank gestellt. Nach anschließendem Zentrifugieren wurde die überstehende Serumverdünnung geprüft, ob die Agglutinine des absorbierenden Stammes vollständig entfernt waren. Bei positivem Ausfall wurde die Absättigung wiederholt. Mit den so abgesättigten Seren wurden wiederum Überkreuz-Agglutinationsversuche angestellt. Unvorbehandelte Seren dienten als zusätzliche Kontrollen.

Die Versuche ergaben, daß *NE 3*, *NE 5γ* und *NE 3kl* ein oder mehrere gemeinsame oder auch strukturähnliche Antigene besitzen und daß *NE 5γ* und *NE 3kl* die gleichen Receptoren aufweisen, d. h. auch serologisch identische Organismen sind.

Obwohl Serum Anti-*NE 3/3* mit *NE 3* nicht reagierte und die Titer mit *NE 5γ* und *NE 3kl* unspezifischer Art zu sein scheinen, wurde das Serum mit diesen Organismen „abgesättigt".

SALVIN (1949) konnte nämlich z. B. zeigen, daß *Cand. albicans* und *Coccidoides immitis* als Komplementbindungsantigen mit Immunseren von *Histoplasma capsulatum* und *Blastomyces dermatitis* nicht reagierte, jedoch einen Teil der Antikörper aus diesen Seren zu entfernen vermochte.

Aber sowohl durch Absättigung mit *NE 3* als auch mit *NE 5γ* bzw. *NE 3kl* wurden der homologe und auch die unspezifischen Titer nicht reduziert.

Tabelle 3. *Agglutininabsorption. Agglutinationstiter nach Absättigung mit homologen bzw. heterologen Organismen*

Antigen	Anti-*NE 3*(V)-Serum abgesättigt mit			
	NE 3	NE 3/3	NE 3kl	NE 5γ
NE 3	0	25600	25600	12800
NE 3/3	0	0	0	0
NE 3kl	(50)	800	(100)	(100)
NE 5γ	(50)	800	(50)	(100)

	Anti-*NE 3/3*(III)-Serum abgesättigt mit			
	NE 3	NE 3/3	NE 3kl	NE 5γ
NE 3	0	0	0	0
NE 3/3	400	0	400	400
NE 3kl	(50)	(100)	(100)	(50)
NE 5γ	(50)	(100)	(50)	(50)

	Anti-*NE 3kl*(I)-Serum abgesättigt mit			
	NE 3	NE 3/3	NE 3kl	NE 5γ
NE 3	0	50	0	0
NE 3/3	0	0	0	0
NE 3kl	3200	6400	(100)	(100)
NE 5γ	3200	6400	(100)	(50)

	Anti-*NE 5γ*(III)-Serum abgesättigt mit			
	NE 3	NE 3/3	NE 3kl	NE 5γ
NE 3	0	25	0	0
NE 3/3	0	0	0	0
NE 3kl	3200	6400	(50)	(50)
NE 5γ	3200	6400	(100)	(50)

( ) = unspezifische Reaktionen.
Die Zahlen sind reziproke Werte der Serumverdünnungen.

IV. Präcipitation

Neben der Agglutination sind bisher vor allem Präcipitation und Präcipitinabsorptions-Reaktionen zu den serologischen Versuchen an Hefen der Gattungen *Candida*, *Cryptococcus* und *Saccharomyces* herangezogen worden.

Als Reaktionsantigene dienten mit physiolog. Kochsalzlösung gewonnene Extrakte (SCHÜTZE 1902), Hefeautolysate (u. a. BALLS 1925) und nach verschiedenen Methoden aus Hefen dargestellte Polysaccharide — „Hefegummi" — (MÜLLER u. TOMCSIK 1924; TOMCSIK u. KUROTCHKIN 1928; TOMCSIK 1930; KESTEN u. Mitarb. 1930; GASIOROWSKI u. MIKULASZEK 1931; KESTEN u. MOTT 1932; YEN u. KUROTCHKIN 1935; SEVAG, CATTANEO u. MAIWEG 1935; KLOPSTOCK u. VERCELLONE 1936;

Mc ANALLY u. SMEDLEY-MACLEAN 1937; T'UNG u. WONG 1939; MAGER u. ASCHNER 1947; KLIGMAN 1947; STANLEY 1949; NEILL u. Mitarb. 1949, 1950; EVANS u. Mitarb. 1950, 1951; FOLEY u. UZMAN 1952; JONSEN 1955). Ferner wurden neutralisierte saure (LAMB u. LAMB 1935) und alkalische (KUROTCHKIN u. CHU 1929) sowie durch Autoklavierung (STONE u. GARROD 1931, MARTIN 1942) gewonnene Extrakte dazu verwendet.

In den meisten Fällen, wo es auf eine Differenzierung verschiedener Hefen ankam, war diese durch „direkte Präcipitation" (Titerbestimmung in unvorbehandelten Seren bei konst. Serummenge) nicht eindeutig möglich, dagegen konnten nach Überkreuzabsorption für die einzelnen Antigene meist absolut spezifische Reaktionen erzielt werden. Dabei schienen die Polysaccharide im allgemeinen nicht spezifischer zu sein als die erwähnten Gesamtextrakte, die in der Hauptsache wohl Polysaccharide enthielten.

1. Gewinnung serologisch aktiver Extrakte

Eigene Versuche zur Ausführung von Präcipitinreaktionen zielten zunächst darauf ab, serologisch aktive Extrakte aus den Hefen zu gewinnen. Die Extrakte mit der größten Spezifität sollten dann zu Differenzierungsversuchen herangezogen werden. Folgende Extraktionsversuche wurden unternommen: 1. Extraktion mit Wasser und physiolog. Kochsalzlösung durch einstündiges Schütteln a) nach halbstündigem Verreiben der Organismen mit sterilem Glaspulver, ausgeglühtem Seesand und wenig Wasser in sterilem Mörser, b) nach Behandeln mit Äther (KAZAKOV 1939), c) unter Zusatz von gleichen Volumteilen Äther (SHEPARD 1946), d) nach Versuchen, die Zellwände durch wiederholtes (10—15mal) Einfrieren (Trockeneis-Aceton-Kältemischung) und Auftauen (Wasserbad von 50° C) zu zerstören. — 2. Maceration luftgetrockneter Hefe mit Wasser bei 35° C (LEBEDEW 1912). — 3. Extraktion mit Wasser oder physiolog. Kochsalzlösung, $^1/_4$ Std bei 100° C. — 4. Extraktion mit physiolog. Kochsalzlösung unter Zusatz von 1% Phenol, 4 Tage bei 20° C (PECK, MARTIN u. HAUSER 1940). — 5. Extraktion mit Wasser oder physiolog. Kochsalzlösung durch Erhitzen im Autoklaven, 5 min bei 110° C. — 6. Extraktion mit n/5-Natronlauge a) 24 Std bei 20° C, b) 15 min bei 100° C; anschl. Neutralisation mit n-Salzsäure. — 7. Extraktion mit n/20-Salzsäure a) 24 Std bei 20° C, b) 15 min bei 100° C; anschl. Neutralisation mit n/5-Natronlauge.

Die zu diesen Versuchen verwendeten Organismen wurden wie folgt vorbehandelt:

3- bis 4tägige, bei 18° C gewachsene Kulturen wurden mit physiolog. Kochsalzlösung abgeschwemmt und die entstandene Suspension durch mehrere Lagen sterilen Mulls koliert. Dann wurde zentrifugiert und die sedimentierten Hefemassen dreimal mit physiolog. Kochsalzlösung gewaschen. Nach abschließendem halbstündigen Zentrifugieren in graduierten Röhrchen bei 2000 U/min wurde die Volummenge des entstandenen Sediments festgestellt, die überstehende Flüssigkeit vorsichtig abgesaugt und die Organismen in soviel cm³ der jeweiligen Extraktionsflüssigkeit suspendiert, daß in der Endverdünnung 12,5 Teilen Extrakt 1 Teil abzentrifugierter Hefe entsprachen.

Für die Behebung der Schwierigkeiten beim Zentrifugieren der schleimigen Zellen von *Cr. diffluens* gilt das im Abschnitt Agglutination gesagte, d. h. die konzentrierten Extraktansätze wurden mit physiolog. Kochsalzlösung verdünnt, bis sie dem Trübungswert eines entsprechenden *Cand. reukaufii*-Ansatzes entsprachen. Nach Beendigung der Extraktionszeit bzw. nach der Neutralisation wurden die Extraktansätze so lange bei 3000—4000 U/min zentrifugiert, bis ein klarer Überstand resultierte, der dann mit einer Pipette vorsichtig abgehoben wurde.

Unter Berücksichtigung des Prozonenphänomens wurden die Extrakte ermittelt, die aus homologem Serum möglichst viel, aus heterologen Seren möglichst wenig Antikörper zu entfernen vermochten. Als Maß für die Menge der entfernten Antikörper wurden nach 2 Std die entstandenen Trübungen und nach 8 Std die Flockungen bzw. Trübungen beobachtet und bewertet (s. Tab. 5, S. 238).

Zur Reaktion wurden die Seren 1 + 1 mit physiolog. Kochsalzlösung verdünnt und mit gleichen Teilen der Antigenverdünnungen (1 : 12,5, 1 : 25, 1 : 50 . . .) vermischt. Anti-*Cryptococcus*-Serum wurde unverdünnt angewendet.

Bei diesen Vorversuchen erwiesen sich der Salzsäure-Extrakt (7) und der durch Autoklavierung mit Wasser (oder physiolog. Kochsalzlösung) (5) gewonnene Auszug als etwa gleichwertig und im Sinne der zuvor genannten Forderungen den anderen Extrakten überlegen.

Extrakte nach 1a gaben zwar oft noch stärkere Reaktionen, waren aber weniger spezifisch und nur schwer zu klären. Noch brauchbare Ergebnisse wurden mit den Verfahren 3 sowie 6a und 6b erzielt. Äußerst geringe oder gar keine Reaktionsfähigkeit zeigten die Extrakte 1b, 1c, 1d, 2 und 4.

2. *Präcipitinreaktionen*

a) *mit unvorbehandelten Seren*

In den nun folgenden Differenzierungsversuchen fanden Extrakte Verwendung, die durch Autoklavierung mit physiolog. Kochsalzlösung bereitet wurden. Die Reaktionsbedingungen waren die gleichen wie bei den Vorversuchen:

Tabelle 4. *Größte Antigenverdünnungen, die mit homologen und heterologen Seren reagierten*

Immunserum	Antigenextrakt aus				
	NE 3	NE 3/3	NE 3kl	NE 5γ	NaCl-Kontr.
Anti-NE 3(V)	50000	200	25000	25000	0
Anti-NE 3/3(III)	0	3200	25	50	0
Anti-NE 3kl(II)	12800	50	50000	50000	0
Anti-NE 5γ(IV)	12800	50	50000	50000	0

Die Zahlen sind reziproke Werte der Antigenverdünnungen.

Serumverdünnung 1:4 (bzw. 1:2 bei Anti-*Cryptococcus*-Serum), Antigenendverdünnung im ersten Röhrchen jeder Reihe 1:25 (bezogen auf Vol.-T. abzentrifugierte Hefezellen). Zunächst wurden die größten Antigenverdünnungen ermittelt, die mit homologen und heterologen Seren noch eine eindeutige + Reaktion hervorzurufen vermochten (Tab. 4). Dabei interessierten besonders die Röhrchen, in denen

Tabelle 5. *Zeitliche Entwicklung der Präcipitation bei optimalen Antigen-Antikörper-Verhältnissen*

Ablesung nach	*NE 3*-Extr.	*NE 3/3*-Extr.	*NE 3kl*-Extr.	*NE 5γ*-Extr.
Anti-*NE 3*(V)-Serum 1:4				
1 min	++	—	—	—
5 min	++	—	+	+
10 min	++	—	+	+
15 min	+++	—	++	+
30 min	+++	—	++	++
60 min	++++	(+)	++	++
120 min	++++	(+)	++	++
weiteren 8 Std bei 3° C	++++	(+)	+++	+++
Anti-*NE 3/3*(III)-Serum 1:2				
1 min	—	(+)	—	—
5 min	—	+	—	—
10 min	—	+	—	—
15 min	—	+	—	—
30 min	—	++	—	—
60 min	—	+++	—	—
120 min	—	+++	(+)	(+)
weiteren 8 Std bei 3° C	(+)	+++	(+)	(+)
Anti-*NE 3kl*(II)-Serum 1:4				
1 min	—	—	+	+
5 min	+	—	++	++
10 min	+	—	++	++
15 min	+	—	++	++
30 min	++	—	+++	+++
60 min	++	—	+++	+++
120 min	++	(+)	++++	++++
weiteren 8 Std bei 3° C	+++	+	++++	++++
Anti-*NE 5γ*(IV)-Serum 1:4				
1 min	(+)	—	++	++
5 min	+		++	++
10 min	+	—	++	++
15 min	+	—	+++	+++
30 min	++		+++	+++
60 min	++	(+)	+++	+++
120 min	++	(+)	++++	++++
weiteren 8 Std bei 3° C	+++	+	++++	++++

Bewertung: ++++ starkes, flockiges Präcipitat; +++ feinkörniges Präcipitat; ++ Trübung; + Opalescenz.

die Reaktion am schnellsten eintrat (Tab. 5), wobei nach DEAN u. Mitarb. (1911, 1926, 1928) optimale Antigen-Antikörper-Verhältnisse bestehen, d. h. Antigen und Antikörper quantitativ an der Reaktion beteiligt sein sollen („fastest reacting tube"). Die Feststellung erfolgte mittels Stoppuhr, die Ablesung der Ergebnisse zu verschiedenen Zeiten innerhalb von 2 Std bei Zimmertemperatur. Nach weiteren 8 Std Stehen im Kühlschrank bei + 3° C wurde nochmals kontrolliert.

Die Seren Anti-*NE 3/3* (I) und Anti-*NE 3/3* (II), in denen keine Agglutinine nachgewiesen werden konnten, präcipitierten mit homologem Antigen bis zu einer Verdünnung von 1 : 800!

b) Präcipitinreaktionen nach Präcipitinabsorption

Da zu erwarten war, daß durch Absättigung der überkreuzreagierenden Antikörper die Spezifität der Reaktionen erhöht werden kann, wurden Präzipitinabsorptions-Versuche durchgeführt. Es kamen die gleichen Antigenextrakte und Seren zur Anwendung wie bei den eben beschriebenen Präcipitinreaktionen, Anti-*NE 3*- und Anti-*NE 5γ*-Serum in einer Verdünnung von 1 : 8, Anti-*NE 3kl*-Serum 1 : 4 und Anti-*NE 3/3*-Serum 1 : 2 verdünnt (Endverdünnung).

Je 2 cm³ Serumverdünnung wurden mit 5 verschiedenen Verdünnungen eines jeden Antigens im Verhältnis 1 : 1 vermischt und 2 Std bei 37° C, dann 8 Std bei 3° C inkubiert. Die entstandenen Präcipitate wurden abzentrifugiert und die überstehenden Flüssigkeiten mit den Antigenverdünnungen überschichtet, die im nichtabsorbierten Kontrollserum maximale Präcipitation hervorriefen (vgl. MARTIN 1942). Gemischt wurde nach Eintritt der Reaktion, um auch die geringste Präcipitation durch Ringbildung an den Grenzflächen beobachten zu können. Die Ablesung erfolgte wiederum nach 2 Std bei 37° C und nach 8 Std bei 3° C.

In Tab. 6 (S. 240) sind die Ergebnisse zusammengestellt, die nach Absorption mit der höchstmöglichen Antigenverdünnung erhalten wurden, d. h. mit der kleinsten Antigenmenge, welche die abzusättigenden Antikörper gerade noch vollständig zu präcipitieren vermochte.

Die Ermittlung der größten Antigenverdünnungen, die mit homologen und heterologen Seren gerade noch reagierten (+), ergab nur sehr kleine Unterschiede zwischen den Antigenextrakten aus *NE 3* und *NE 5γ* bzw. *NE 3kl* und erlaubte keine eindeutige Differenzierung dieser Organismen. Dagegen wurde bei den Präcipitinreaktionen in der „Zone optimaler (schnellster) Präcipitation" (GOLDSWORTHY 1928) ein spezifisches Verhalten der Seren deutlich. Die beiden Anti-*Torulopsis*-Seren gaben, wie zu erwarten war, analoge, aber von Anti-*Candida*- und Anti-*Cryptococcus*-Seren eindeutig verschiedene Reaktionen. Die semiquantitativen Ergebnisse, deren Entwicklung im Verlauf von 10 Std kontrolliert wurde, blieben in dieser Zeit im Verhältnis zueinander absolut konstant. Daraus könnte man ableiten, daß die Überkreuzreaktionen eher auf Strukturähnlichkeiten der Antigene zurückzuführen sind als auf das Vorkommen „gemeinsamer Antigene", die zumindest nach längerem Stehen der

Tabelle 6. *Präcipitinabsorption*
Zeichenerklärung siehe Tabelle 5

Reaktion mit	Kontroll-serum	Abgesättigt mit Extrakt von			
		NE 3	NE 3/3	NE 3kl	NE 5γ
Anti-*NE 3*-Serum 1:8					
	1:16	1:100	1:50—800	1:200	1:200
NE 3-Extr. (1:400)	+++	−	+++	+++	+++
NE 3/3-Extr. (alle Verd.)	−	−	−	−	−
NE 3kl-Extr. (1:400)	++	−	++	−	(+)
NE 5γ-Extr. (1:400)	++	−	++	−	−
Anti-*NE 3/3*-Serum 1:2					
	1:4	1:25—800	1:200	1:25—800	1:25—800
NE 3-Extr. (alle Verd.)	−	−	−	−	−
NE 3/3-Extr. (1:50)	++	−	++	++	+
NE 3kl-Extr. (alle Verd.)	−	−	−	−	−
NE 5γ-Extr. (alle Verd.)	−	−	−	−	−
Anti-*NE 3kl*-Serum 1:4					
	1:8	1:200	1:25—800	1:100	1:100
NE 3-Extr. (1:200)	++	−	++	−	−
NE 3/3-Extr. (alle Verd.)	−	−	−	−	−
NE 3kl-Extr. (1:200)	+++	+++	+++	−	−
NE 5γ-Extr. (1:200)	+++	+++	+++	−	−
Anti-*NE 5γ*-Serum 1:8					
	1:16	1:200	1:25—800	1:50	1:50
NE 3-Extr. (1:200)	++	−	++	−	−
NE 3/3-Extr. (alle Verd.)	−	−	−	−	−
NE 3kl-Extr. (1:400)	+++	+++	+++	−	−
NE 5γ-Extr. (1:400)	+++	+++	+++	−	−

Röhrchen die spezifischen Resultate verwischt oder gar zu „kompletten Überkreuzreaktionen" (MARTIN 1942) geführt hätten. Die Ergebnisse der Präcipitinabsorptions-Tests bestätigen in vollem Umfang die der vorangegangenen Agglutinations- und Präcipitationsreaktionen. Der *NE 3kl*-Extrakt vermochte auch sämtliche Antikörper für den *NE 5γ*-Extrakt zu entfernen und umgekehrt, wodurch die serologische Identität der beiden Organismen nochmals bewiesen wird. Durch Entfernung der übergreifenden Antikörper sowohl im Anti-*NE 3*-Serum als auch in den Seren Anti-*NE 3kl* und Anti-*NE 5γ* war eine Abschwächung der homologen Reaktionen nicht zu erkennen. Das Vorhandensein „gemeinsamer Antigene" (nach der Definition von KABAT u. MAYER 1948) in den Autoklavenextrakten ist somit nicht sehr wahrscheinlich.

Nähere Aufschlüsse über die serologischen Beziehungen von *Cand. reukaufii* und *Tor. famata* zu *Cr. diffluens*, die auf Grund der wenn auch äußerst schwachen Überkreuzreaktionen zu bestehen schienen, waren durch die Absorptionstests nicht zu erlangen. Es ist bei den gegebenen Serumverdünnungen nicht möglich gewesen, mit *NE 3/3*-Extrakt Antikörper aus den Seren gegen *NE 3*, *NE 3kl* oder *NE 5γ* zu entfernen, und Anti-*NE 3/3*-Serum gab mit den heterologen Antigenen keine Präcipitation. Die homologe Reaktion in diesem Serum fiel nach Absorptionsversuchen mit den Extrakten aus *NE 3* und *NE 5γ* (*NE 3kl*) im Vergleich zum Kontrollröhrchen unverändert aus.

V. Isolierung und Charakterisierung der spezifischen Substanzen

Orientierende Prüfungen der bei den vorangegangenen Versuchen verwendeten Extrakte ergaben, daß diese neben geringen Mengen Biuret positiver Substanzen hauptsächlich Kohlenhydrate enthielten (MOLISCH-Test stark positiv). Dies stimmt mit Ergebnissen chemischer Untersuchungen an Hefeantigen-Extrakten früherer Arbeiten überein.

Wie bei Bakterien, so scheinen auch bei Hefen hochmolekulare Kohlenhydrate für die Spezifität serologischer Reaktionen eine bedeutende Rolle zu spielen. Jedoch hat bisher m. W. noch kein Hefenpolysaccharid (gegen heterologe Hefeantiseren) den Spezifitätsgrad eines typenspezifischen bakteriellen Polysaccharids erreicht. Dies mag teilweise daran liegen, daß Hefen oder hefeähnliche Organismen neben den spezifischen Antigenen chemisch identische Substanzen, „gemeinsame Antigene" (MARTIN 1942, RAWSON u. NORRIS 1947, SALVIN 1950 u. a.) besitzen, die bei der Gewinnung der spezifischen Polysaccharide mit den herkömmlichen Methoden nicht oder nur unvollkommen abzutrennen sind.

Abgesehen von diesen u. U. nur minimalen Anteilen unspezifischer Substanzen scheinen, soweit dies bis jetzt zu übersehen ist, sehr viele der löslichen Hefenpolysaccharide gleiche oder ähnliche spezifitätsbedingende Gruppen im Molekül zu besitzen (vgl. TOMCSIK 1930), die wie bei den Kapselpolysacchariden der Pneumokokken Typ II und VIII „echte Überkreuzreaktionen" (KABAT u. MAYER 1948) hervorrufen.

Es könnte aber durch die teilweise recht drastischen Gewinnungsverfahren der Substanzen deren Spezifität infolge Zerstörung, Umwandlung oder Blockierung solcher Gruppen herabgesetzt worden sein. Allerdings sind schon Versuche unternommen worden, Hefenpolysaccharide mit rein physikalischen Methoden (ohne Anwendung von Säure, Lauge und Vermeidung von hohen Temperaturen) aus den Zellen zu isolieren (nach dem Verfahren von SEVAG, CATTANEO u. MAIWEG 1935; KLOPSTOCK u. VERCELLONE 1936), ohne daß auf diese Weise Substanzen erhalten worden wären, die in serologischen Versuchen spezifischer reagierten als solche, die z. B. durch Laugenextraktion gewonnen wurden. Polysaccharide von bekapselten Formen, die während des Wachstums in die Nährbrühe diffundieren (ASCHNER, MAGER u. LEIBOWITZ 1945) und sich daraus nach Abzentrifugieren der Zellen mit schonenden Methoden relativ rein darstellen lassen (EVANS u. KESSEL 1951; EVANS u. THERIAULT 1953), sind, soweit mir bekannt, mit heterologen Hefeantiseren (einer anderen Gattung) noch nicht getestet worden.

Im Hinblick auf die zunehmende Bedeutung serologischer Reaktionen in der Differenzierung von Hefen (TSUCHIYA u. Mitarb. 1954, 1955; JONSEN 1955) sowie für die Diagnose mykotischer Infektionen (SALVIN 1950 u. a.) erscheint es erstrebenswert, weitere Aufschlüsse über die Gewinnung spezifischer Substanzen aus Hefen und deren evtl. Überkreuzreaktionen zu erhalten.

Im folgenden wird von Versuchen berichtet, die sich mit der Darstellung spezifisch reagierender, wasserlöslicher Polysaccharide aus einigen Hefen befassen. Von Extraktionsverfahren, die in früheren Arbeiten zur Gewinnung von Hefenpolysacchariden oder zur Isolierung bakterieller Antigene empfohlen wurden, sollte das geeignetste ermittelt werden. Als Kriterien dienten Spezifität und Ausbeute.

1. Züchtung der Hefen und Vorbereitung zur Extraktion

Die Organismen wurden in Roux-Flaschen auf Malzagar gezüchtet. Nach 3- bis 4tägiger Bebrütung bei 18° C wurde mit wenig Wasser abgeschwemmt, durch mehrere Lagen Mull koliert und zentrifugiert. Das Zellsediment wurde je 2mal mit Wasser und mit Aceton gewaschen, dann mit wenig Äther angefeuchtet und verrieben, bis es lufttrocken war. Anschließend wurde es 24 Std über konz. Schwefelsäure getrocknet. Von *Cand. reukaufii* ergaben 100 g feucht gewogener Masse ein Trockengewicht von etwa 15 g, von *Tor. famata* etwa 25 g. Von *Cr. diffluens* ließ sich das Zahlenverhältnis aus den oben dargelegten Gründen nicht bestimmen.

2. Extraktionsverfahren

Die Extraktion erfolgte mit: 1. 1-proz. Kalilauge bei 100° C (Modifikation der Salkowskischen Methode 1894, die von TOMCSIK 1930 zur Extraktion von Hefegummi angegeben wurde). — 2. 0,05-n-Salzsäure bei 100° C (SUGG u. NEILL 1931, Darstellung von Hefeantigen). — 3. 0,25-n-Trichloressigsäure bei 0° C (BOIVIN u. MESROBEANU 1933, Extraktion gramnegativer Bakterien). — 4. Phenol-Wasser bei 65—68°C (WESTPHAL, LÜDERITZ u. BISTER 1952, Extraktion gramnegativer und [SCHMIDT] grampositiver Bakterien). — 5. Autoklavierung bei 115° C mit anschließender tryptischer Verdauung (in Anlehnung an die Methode von GASIOROWSKI u. MIKULASZEK 1931, Gewinnung von „Restantigen" aus Hefekulturen und Kapselbacillenstämmen). — 6. Formamid bei 150° C (FULLER 1938, Isolierung von Streptokokken-Polysacchariden; OEDING 1954, Isolierung von Staphylokokken-Polysacchariden).

Die nach diesen Methoden gewonnenen Substanzen wurden in Wasser gelöst und mit 96-proz. Alkohol unter Zusatz von Natriumacetat fraktioniert.

Dabei wurde die durch 1 Vol.-T. Alkohol fällbare Substanz als Fraktion 1 bezeichnet. Fraktion 2 war aus der überstehenden Flüssigkeit durch ein weiteres Vol.-T. Alkohol zu erhalten, Fraktion 3 aus dem Überstand der 2. Fällung mit weiteren 2 Vol.-T. Alkohol und Fraktion 4 schließlich mit weiteren 2—6 Vol.-Teilen.

3. Qualitative chemische Prüfungen der Fraktionen

Die gewonnenen Fraktionen wurden jeweils 1 : 100 in Wasser gelöst und mit je 1 cm³ der Lösung die Molisch- und Biuretreaktion ausgeführt (Tab. 7).

Tabelle 7. *Molisch- und Biurettest*
(Fraktionen von *C. reukaufii*-Extrakten)

Extrahiert mit	Fraktion 1		Fraktion 2		Fraktion 3		Fraktion 4	
	M	B	M	B	M	B	M	B
1-proz. KOH	+++	—	+++	—	0	0	0	0
0,05-n-HCl	++++	—	+++	—	+	(+)	0	0
0,25-n-CCl₃COOH	++	—	++	—	(+)	—	(+)	(+)
Phenol-Wasser	++++	—	+++	—	0	0	0	0
Autoklav. u. trypt. V.	++++	—	+++	—	+	(+)	+	+
Formamid	++++	(+)	+++	(+)	+	—	+	+

0 = Reaktion nicht ausgeführt, da kein Niederschlag erhalten wurde. (Sonstige Zeichen siehe Text.)

Der Molisch-Test entsprach der von DISCHE (1929) beschriebenen α-Naphtholreaktion I. Die entstandenen Farbtönungen wurden mit ++++, +++, ++, + bzw. (+) bezeichnet. Der Vergleich erfolgte gegen jedesmal frisch angesetzte Röhrchen, die in 1 cm³ Wasser 5,0, 2,5, 0,5 sowie 0,1 mg reiner Glucose enthielten und wie die Analysenlösungen behandelt worden waren: Kohlenhydratgehalt > 50%: ++++; > 25%: +++; > 5%: ++; 5—1%: +; <1%: (+), bezogen auf den Farbwert von Glucose.

Zur Prüfung auf Biuret positive Substanzen diente eine von OSBORNE ausgearbeitete Modifikation der Biuretreaktion. Diese soll sehr empfindlich sein und weniger als 50 γ Protein anzeigen (+ = positiv; (+) = schwach positiv).

4. Serologische Prüfung der Fraktionen

Für die serologischen Tests wurden die zu den chemischen Prüfungen verwendeten wäßrigen Lösungen mit physiolog. Kochsalzlösung verdünnt. Von den jeweils kohlenhydratreichsten Fraktionen wurden mit homologem und heterologem Serum die „Zonen optimaler Präcipitation" bestimmt (s. S. 238f) und sämtliche Fraktionen in den dabei ermittelten Verdünnungen getestet (Tab. 8).

Tabelle 8. *Ergebnisse der Präcipitationsversuche mit homologem und heterologem Serum (Fraktionen von Cand. reukaufii-Extrakten)*

Extrahiert mit	Fraktion 1		Fraktion 2		Fraktion 3		Fraktion 4	
	hom.	het.	hom.	het.	hom.	het.	hom.	het.
1-proz. KOH	+++	+	++	(+)	0	0	0	0
0,05-n-HCl	+++	(+)	+++	(+)	+	(+)	0	0
0,25-n-CCl$_3$COOH	+++	+	+	(+)	+	(+)	—	—
Phenol-Wasser	++++	+++	+++	++	0	0	0	0
Autoklav. u. trypt. V.	++++	++	+++	+	+	+	—	—
Formamid	+++	+	+++	+	+	—	(+)	—

0 = Reaktion nicht ausgeführt, da kein Niederschlag erhalten wurde. (Sonstige Zeichen siehe S. 238.)

Es wurden Seren mit gleichem Agglutinationstiter verwendet: Anti-*NE 3*(IV)-Serum und Anti-*NE 5γ*(II)-Serum. Der Vergleich der Ausbeuten an serologisch aktiven Fraktionen (F_1 und F_2) ergab:

Verfahren	Ausbeute
1-proz. KOH	8—9 %
0,05-n-HCl	5—6 %
0,25-n-CCl$_3$COOH	8—9 %
Phenol-Wasser	2—2,5%
Autoklav. u. trypt. Verd.	9—10 %
Formamid	9—10 %

Die Extraktionsprodukte von *Tor. famata* ergaben gleichsinnige Resultate. Die Ausbeuten waren jedoch etwas geringer als bei *Cand. reukaufii*.

Mit jedem der erwähnten Verfahren ließen sich aus *NE 3*, *NE 5γ* und *NE 3kl* Polysaccharide extrahieren. Es schien jeweils nur ein serologisch wirksames Polysaccharid vorhanden zu sein, das mit $^1/_2$ bis 2 Vol.-Teilen

Alkohol als flockiger, fast weißer Niederschlag ausfiel und beim Waschen mit Alkohol meist als zähe, klebrige Masse an den Wandungen der Zentrifugengläser haften blieb. Die weiteren Fraktionen waren von geringer Menge, enthielten teilweise Biuret positives Material und gaben keine oder äußerst schwache Präcipitation mit Immunserum. Das Autoklavieren und die Formamidmethode ergaben die besten Ausbeuten an polysaccharidreichen Fraktionen; auch mit den Verfahren von TOMCSIK (1930) und SUGG u. NEILL (1931) waren noch relativ gute Rohextrakte zu erhalten.

Die oben genannten Methoden sind als ziemlich eingreifend zu bezeichnen und es muß u. U. mit einer partiellen Spaltung der Polysaccharide gerechnet werden. Wie jedoch die Ergebnisse der serologischen Versuche zeigen, waren die erhaltenen Fraktionen nicht weniger spezifisch als die durch Phenol/Wasser- und Trichloressigsäure-Extraktion gewonnenen. Auch die früheren Versuche (Präcipitation) ergaben, daß die spezifischen Substanzen bei 120° C noch stabil sind. Eine nur geringe Polysaccharidausbeute wurde mit dem Phenol/Wasser-Verfahren erzielt. Auch schienen die Substanzen weniger spezifisch zu sein.

Tab. 8 zeigt, daß in Übereinstimmung mit den Ergebnissen früherer Arbeiten auch nach Isolierung der Polysaccharide keine „absolut spezifischen" Reaktionen zu erreichen sind.

5. Gewinnung und Reinigung der spezifischen Polysaccharide
a) aus Cand. reukaufii und Tor. famata

Das Verfahren von GASIOROWSKI u. MIKULASZEK schien zur Extraktion spezifischer Polysaccharide aus den genannten Hefen am geeignetsten. Es diente nach Ermittlung optimaler Versuchsbedingungen (in der erwähnten Arbeit fehlen genaue Angaben) zur Gewinnung größerer Substanzmengen. Die Enteiweißung bei Gegenwart von Essigsäure in der Siedehitze wurde durch die Sevagsche Methode (SEVAG 1934 bzw. HEIDELBERGER, KENDALL u. SCHERP 1936) ersetzt, mit deren Hilfe sich auch Spuren von Eiweiß entfernen lassen (vgl. SEVAG u. Mitarb. 1938):

1g getrocknete Hefe wurde in 30 cm³ dest. Wasser suspendiert und 30 min bei 115° C im Autoklaven erhitzt. Nach Abkühlen wurde die Flüssigkeit mit n-Natronlauge auf p_H 8,2—8,5 eingestellt, mit 50 mg Trypsin und 5 cm³ Toluol versetzt. Am dritten Tag wurde der p_H-Wert mit n-Natronlauge korrigiert und weitere 50 mg Trypsin zugesetzt. Nach fünftägiger Einwirkung des Trypsins wurde die Flüssigkeit mit Essigsäure angesäuert (p_H 4—4,5) und durch gehärtetes Filterpapier (Schl. u. Sch. Nr. 1575) filtriert. Durch Zugabe von 10% Natriumacetat und 2 Vol.-T. 96-proz. Alkohol setzte sich das rohe Polysaccharid während 8 stündigem Stehen im Kühlschrank als zähe, klebrige Masse am Boden des Gefäßes ab. Der Niederschlag wurde mit 50 cm³ Wasser behandelt, wenig Ungelöstes durch Zentrifugieren entfernt und die Alkoholfällung noch zweimal wiederholt. Der Niederschlag wurde dann in 50 cm³ 1-proz. Natriumacetatlösung 7—8mal mit einem Gemisch von 10 cm³

Chloroform und 2 cm³ n-Butanol durchgeschüttelt. Die entstandenen Chloroform-Protein-Gele wurden dreimal mit wenig Wasser gewaschen, das Waschwasser 7—8mal mit Chloroform-n-Butanol geschüttelt und mit dem Hauptteil vereinigt. Die vereinigten wäßrigen Lösungen wurden 2 Tage gegen fließendes Leitungswasser und 24 Std gegen dest. Wasser dialysiert, zentrifugiert und mit 2 Teilen Alkohol versetzt. Hierbei entstand eine geringe Opalescenz. Nach erneutem Zentrifugieren und Zugabe von wenig gesättigter Natriumacetatlösung wurde das Polysaccharid gefällt. Es wurde zweimal mit Alkohol und Äther gewaschen und über P_2O_5 im Vakuum getrocknet.

b) aus Cr. diffluens

Auch aus der schleimigen *NE 3/3*-Hefe läßt sich durch Autoklavieren ein Polysaccharid isolieren, das noch in hohen Verdünnungen (10^{-6}) homologes Serum präcipitiert (vgl. dagegen MAGERS u. ASCHNERS Versuche mit *Torulopsis rotundata* 1947).

Größere Mengen dieses Polysaccharids wurden nach der für *NE 3* und *NE 5γ* ausgearbeiteten Methode gewonnen. Statt mit 2 Teilen wurde mit 1 Vol.-T. Alkohol gefällt.

Mit einem weiteren Vol.-T. Alkohol wurden geringe Mengen einer zweiten kohlenhydratartigen Substanz erhalten, die ebenfalls mit Anti-*NE 3/3*-Serum reagierte. Ihre Untersuchung ist noch nicht abgeschlossen, da jeweils nur äußerst geringe Mengen anfielen. Sie ist in der Zusammensetzung ihrer Zuckerbausteine von der ersten Fraktion verschieden (siehe S. 250).

6. Überkreuzreaktionen der gereinigten Polysaccharide

Das aus *Cr. diffluens* gewonnene Polysaccharid reagierte nur mit homologem Serum. Dagegen gaben die HP[1] aus *Candida* und *Torulopsis* nach wie vor Überkreuzreaktionen mit Anti-*Torulopsis*- bzw. Anti-*Candida*-Serum, aber nicht mit Anti-*Cryptococcus*-Serum. Zur Kenntnis des Ausmaßes der Überkreuzreaktionen wurden Titrationskurven mit Hilfe photoelektrischer Trübungsmessungen aufgestellt.

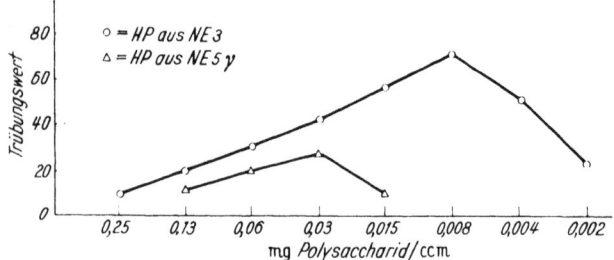

Abb. 1. Titrationskurven von Anti-*Candida*-Serum (Aggl.-Titer 1 : 10⁴)

Zur Reaktion wurden konstante Mengen Serum mit zunehmenden Verdünnungen des homologen und heterologen Antigens gemischt und die dabei entstehenden Trübungen gemessen. Als Nephelometer diente ein Gerät, das dem von LIBBY (1938)

---

[1] HP = Abkürzung für Hefenpolysaccharid(e).

entwickelten „photronreflectometer" entsprach. Die Bestimmungen wurden nach der von BOYDEN u. DE FALCO (1943) ausgearbeiteten Standardmethode durchgeführt: Mischen von 0,3 cm³ Serum mit 1,7 cm³ Antigenverdünnung, die mit gepufferter Kochsalzlösung bereitet wird. Nach einer Inkubationszeit von 20 min bei 37,5° C Ablesen der Trübungswerte.

BOYDEN, BOLTON u. GEMEROY (1947) hatten festgestellt, daß die unter genannten Bedingungen entstandenen Trübungen den Präcipitatmengen, die in einem Zeitraum von 24 Std entstehen, direkt proportional sind. Die Korrelation war sowohl bei Proteinantigen-Antikörper-Systemen (Messung des N-Gehalts der Präcipitate) als auch z. B. bei der Pneumokokken-Polysaccharid- S-III-Anti-S-III-Reaktion festgestellt worden.

Die Abbildungen (1 und 2) zeigen zwei der aufgestellten Kurven:

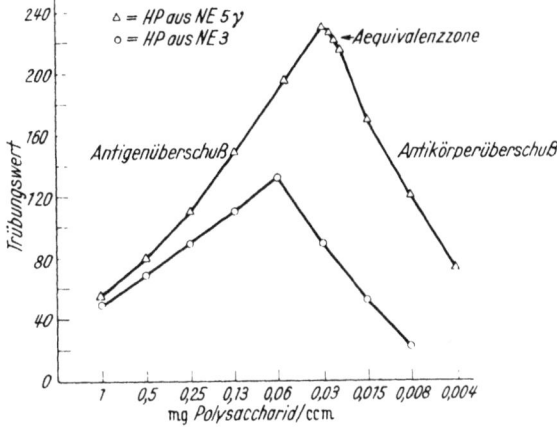

Abb. 2. Titrationskurven von Anti-*Torulopsis*-Serum (Aggl.-Titer 1 : 10⁸)

1. mit einem schwachen, 2. mit einem starken Immunserum. Sie zeigen das typische Verhalten von Präcipitinsystemen bei der Titration konstanter Serummengen mit ansteigenden Antigenverdünnungen (vgl. BOYDEN, BOLTON u. GEMEROY 1947): Ansteigen der Kurven (= Abnahme des Antigenüberschusses) bis zu den Punkten maximaler Trübung (= maximale Präcipitation), über die Äquivalenzzonen Abnehmen der Kurven (= Antikörperüberschuß).

Bei den homologen Reaktionen wurden die nach 24 Std entstandenen Präcipitate abzentrifugiert. Die jeweils überstehende Flüssigkeit wurde geteilt und gegen Serum und (geringe Menge!) Antigen getestet. Das Bestehen oben genannter Zonen konnte dadurch bestätigt werden. In keinem Fall ließen sich Antigen und Antikörper gleichzeitig im Überstand nachweisen. Dies erlaubt die Vermutung, daß die beiden HP serologisch homogene Substanzen sind. Im Sinne der Definition von

KENDALL (1937) können sie jedenfalls in homologen Reaktionen als Einzelsubstanzen („single antigens") betrachtet werden.

Homologe und heterologe Reaktionen zeigen klar unterscheidbare Kurven. Es wird aber deutlich, daß Tests bei Antigenüberschuß zu falscher Beurteilung der Ergebnisse führen können, da die Werte der homologen und der heterologen Kurven hier äußerst nahe beieinanderliegen.

7. Chemische Eigenschaften der spezifischen Polysaccharide

Die nach dem Autoklavierverfahren gewonnenen, gereinigten Hefenpolysaccharide waren weiße, amorphe, nicht dialysierbare Substanzen, die sich klar (1-proz.) in Wasser lösten. Das HP aus *NE 3/3* gab zum Unterschied von den Polysacchariden aus *NE 3* und *NE 5γ* sehr viscose Lösungen, die in einer Konzentration von 3% schwache Opalescenz zeigten. Außerdem war es sehr voluminös. In 1-proz. Lösung waren die HP Biuret negativ. Mit Jodlösung gaben sie keine Reaktion auf Stärke oder Glykogen. Ebenso waren die Millonsche- und die Ninhydrin-Reaktion auf Eiweiß und Aminosäuren negativ.

Abweichend voneinander verhielten sich die HP bei der Bialschen Reaktion auf Pentosen (etc.) und beim Naphthoresorcintest nach KAPP (1940)[1] auf Uronsäuren. HP aus *NE 3/3* (0,1-proz.) reagierte in beiden Fällen positiv, die Polysaccharide aus *NE 3* und *NE 5γ* (1-proz.) gaben negative Reaktionen.

Die durch Mikro-Kjehldahl-Bestimmungen ermittelten Stickstoffgehalte ergaben für HP aus *NE 3* 0,4% N; HP aus *NE 5γ* 0,25% N; HP aus *NE 3/3* 0,3% N.

Der Fehling-Test war bei allen Substanzen negativ. Die reduzierenden Zucker nach der Hydrolyse wurden nach HAGEDORN-JENSEN (ref. bei KABAT u. MAYER 1948) bestimmt. Es ergaben sich folgende Werte: HP aus *NE 3* 82%; HP aus *NE 5γ* 84%; HP aus *NE 3/3* 63%.

Aus diesen relativ einfachen chemischen Untersuchungen ergaben sich somit grundlegende Unterschiede zwischen den spezifischen Polysacchariden aus *NE 3* und *NE 5γ* einerseits und der Substanz aus *NE 3/3* andererseits. Erstere waren auf Grund der eben erwähnten Reaktionen und Eigenschaften nicht zu unterscheiden.

Herr Dr. GMELIN (Chem. Inst. Kopenhagen) hatte die Freundlichkeit, von den oben genannten Polysacchariden UV-Spektren aufzunehmen, die alle die für Nucleinsäuren typische Absorption bei 258—260 mμ zeigten. Beim Vergleich der Absorptionskurven gegen die reiner Standard-Hefenucleinsäure konnte ein durchschnittlicher Gehalt von 2% Nucleotid errechnet werden. Daraus würden sich die in unseren Versuchen gefundenen Stickstoffwerte zum größten Teil erklären lassen.

Eigene Versuche, die geringen Nucleinsäureanteile von den Polysacchariden durch Papierelektrophorese abzutrennen, verliefen ohne Erfolg.

---

[1] Vgl. PAYNE, GAGAN u. POLLARD 1953.

Die kürzlich von JONSON (1955) dargestellten Hefenpolysaccharide (Formamidverfahren) waren P-frei, enthielten also keine Nucleotide. Sie gaben ebenso wie die in dieser Arbeit durch Formamid- u. a. Verfahren gewonnenen HP Überkreuzreaktionen mit heterologen Seren. Es ist somit nicht anzunehmen — auch die Ergebnisse der serologischen Reaktionen machen es unwahrscheinlich — daß Nucleotide (als „common antigens") für die übergreifenden Reaktionen verantwortlich sind.

8. Zuckerbausteine der spezifischen Polysaccharide

Hydrolyse der Polysaccharide: Von HP aus $NE\,3$ und $NE\,5\gamma$ wurden je 50 mg, von HP aus $NE\,3/3$ etwa 75 mg in 1 cm^3 2-n-Schwefelsäure gelöst und in einer zugeschmolzenen Ampulle 8 Std im siedenden Wasserbad hydrolysiert. Diese Zeit war bei den Bestimmungen nach HAGEDORN-JENSEN als durchschnittlich optimal ermittelt worden. Nach dem Abkühlen wurde mit einer berechneten Menge Bariumcarbonats bzw. Calciumcarbonats (vgl. FISCHER u. DÖRFEL 1955) neutralisiert und der dabei entstandene Niederschlag abzentrifugiert. Der klare Überstand enthielt die zu analysierenden Substanzen.

Papierchromatographische Identifizierung der Zucker aus den Hydrolysaten[1]: Die qualitative Ermittlung der durch die Hydrolyse der Polysaccharide freigewordenen Zucker erfolgte mit Hilfe der auf- und der absteigenden Papierchromatographie auf Filterpapier Nr. 2043 b von Schl. u. Sch.

Als Lösungsmittel wurden folgende Gemische verwendet: 1. Phenol, wassergesättigt (unter Zusatz von HCN und NH$_3$) (PATRIDGE 1948). — 2. Butanol-Eisessig-Wasser 4 : 1 : 5 (PATRIDGE 1948). — 3. Butanol-Pyridin-Wasser 3 : 2 : 1,5 (JEANES, WISE u. DIMLER 1951). — 4. Äthylacetat-Eisessig-Wasser 3 : 1 : 3 (JERMYN u. ISHERWOOD 1949). — 5. Pyridin-Äthylacetat-Eisessig-Wasser 5 : 5 : 1 : 3. Zur Dampfsättigung der Kammer: Pyridin-Äthylacetat-Wasser 11 : 40 : 6 (FISCHER u. DÖRFEL 1955).

Davon gab Butanol-Pyridin-Wasser die günstigsten Trenneffekte. Zur exakten Identifizierung der im Hydrolysat des *Cryptococcus*-Polysaccharides vorkommenden Uronsäure bewährte sich Lösungsmittelgemisch 5.

Die Entwicklung der Chromatogramme erfolgte mit Anilin-Phthalsäure (PATRIDGE 1949) bzw. mit Naphthoresorcin-Trichloressigsäure (PATRIDGE 1948). Die dabei entstehenden Flecke wurden durch Vergleich mit Proben authentischer Zucker, teilweise mit Hilfe von Mischchromatogrammen identifiziert. Als Vergleichssubstanzen standen folgende Zucker zur Verfügung: Xylose, Ribose, Mannose, Glucose, Galaktose, Gluconsäure, Galakturonsäure.

Bei sämtlichen Lösungsmitteln wurde auf den Chromatogrammen der *Candida*- und der *Torulopsis*-Polysaccharid-Hydrolysate je ein deutlicher Fleck gefunden, der die gleiche Wanderungsgeschwindigkeit wie Mannose hatte. Wurden sehr große Substanzmengen aufgetragen, so konnten außerdem schwache Anfärbungen in Höhe des Glucosevergleichsflecks gefunden werden. Im Hydrolysat des *Cryptococcus*-Polysaccharides ließen sich bei Verwendung von Pyridin-Butanol-Wasser drei Substanzen nachweisen, die mit Xylose, Mannose und Glucose papierchromatographisch identisch waren. Mit Hilfe von Lösungsmittel

---
[1] Vgl. auch BURCIK u. BEUTMANN 1956.

2 und 4 erhielt man noch einen schwachen vierten Fleck, der unmittelbar nach dem Besprühen mit Anilinphthalat orangefarben aussah und später allmählich in braun überging. Im UV-Licht fluorescierte er in gleicher Farbe (ohne „Hof") und lag im Bereich der Uronsäureflecken. Eine exakte Identifizierung als Glucuronsäure gelang mit dem kürzlich von FISCHER u. DÖRFEL (1955) zur Trennung von Uronsäuren angegebenen Lösungsmittelgemisch Pyridin-Äthylacetat-Eisessig-Wasser.

Wassergesättigtes Phenol war als Lösungsmittel zur Trennung des eben beschriebenen Zuckergemisches weniger geeignet.

Beim Versetzen des neutralisierten Hydrolysats des HP aus *NE 3/3* mit etwa 6 Vol.-T. 96-proz. Alkohol fiel reichlich unhydrolysiertes Material aus. Es wurde deshalb versucht, die Hydrolyse des Polysaccharids zu vervollständigen („prolonged hydrolysis": Lit. bei ANDERSON u. SANDS 1945, DROUHET u. Mitarb. 1950, EVANS u. THERIAULT 1953):

Die nichthydrolysierte Substanz wurde 10 Std mit 2-n-Schwefelsäure bei 100° C erhitzt, die Säure anschließend mit einer berechneten Menge Calciumcarbonat neutralisiert. In der nach dem Zentrifugieren überstehenden Flüssigkeit (Ü 1) entstand auf Zusatz von 8 Teilen Alkohol erneut ein Niederschlag, der abgetrennt und nunmehr mit n-Schwefelsäure 4 Std bei 120° C hydrolysiert wurde. Nach Neutralisation der Säure wurde das entstandene Bariumsulfat abzentrifugiert und der klare Überstand als Analysenlösung verwendet (Ü 2).

Papierchromatographische Untersuchungen mit den Lösungsmitteln 2, 4 und 5 hatten folgendes Ergebnis: Ü 1: Mannose, Glucose, Glucuronsäure, ferner ein nicht identifizierter schmutzig orangefarbener Fleck unterhalb der Glucuronsäureanfärbung (= Zwischenprodukt); Ü 2: Zwischenprodukt; Ü 2 gab einen positiven Naphthoresorcintest nach KAPP (!).

Wenn das HP aus *NE 3/3* nur $1/2$, 1, 2 oder 3 Std hydrolysiert wurde, dann wiesen die Chromatogramme neben den oben genannten Flecken, die hier teilweise in die Länge gezogen waren und mit den Vergleichssubstanzen nicht immer exakt übereinstimmten, noch weitere angefärbte Stellen auf. Sie lagen hauptsächlich unterhalb oder im Bereich der Uronsäurevergleichsflecken und stammten wahrscheinlich von Zwischenprodukten der Hydrolyse.

Analysen von Hydrolysaten des Polysaccharids aus *NE 3kl* ergaben die gleichen Resultate wie bei *NE 5γ*.

Bei der Hydrolyse der zweiten kohlenhydratartigen Substanz aus *NE 3/3* (siehe S. 246) wurde neben geringen Mengen Mannose und Glucose hauptsächlich Galaktose frei.

Die wasserlöslichen Polysaccharide aus *NE 3* und *NE 5γ* gehören somit zu den Mannanen wie auch der sogenannte Hefegummi aus *Saccharomyces cerevisiae* (vgl. SALKOWSKI 1894, HAWORTH, HIRST u. ISHERWOOD 1937, GARZULY-JANKE 1940, HAWORTH, HEATH u. PEAT

1941, LINDSTEDT 1945). Die gleichzeitige Anwesenheit von Glucose in Spuren ist m. E. nicht unbedingt auf eine Verunreinigung (Glykogen?) zurückzuführen, denn z. B. auch das gut untersuchte Steinnuß-Mannan enthält geringe Mengen von Glucose und auch Galaktose (vgl. PAECH-TRACEY 1955).

Die Bausteinanalyse des Polysaccharids aus *Cr. diffluens* ergab Übereinstimmung mit den im Kapselpolysaccharid der pathogenen Hefe *Cr. neoformans* von DROUHET u. Mitarb. (1950) gefundenen Zuckern. Das Kohlenhydrat aus *NE 3/3* scheint im Vergleich eine größere Menge Glucose zu enthalten. Es sei jedoch bemerkt, daß neuerdings EVANS u. Mitarb. (1951, 1953) im Kapselpolysaccharid von *Cr. neoformans* Glucose nicht nachweisen konnten (s. Tab. 9).

Tabelle 9. *Vergleich der Zuckerbausteine von Polysacchariden, die aus Cr. diffluens, Tor. rotundata und Cr. neoformans isoliert wurden*

Species	Bezeichnung d. HP	Xy	Ma	Gl	Gk	Gs	Autor u. Lit.
Cr. neoformans	P_1; $PVII_3$	+	+	+		+	DROUHET u. Mitarb. (1950)
Cr. neoformans	crude SB	+	+		+	+	EVANS u. MEHL (1951)
Cr. neoformans	SB_1	+	+			+	EVANS u. THERIAULT (1953)
Tor. rotundata	fract. B	+		+			MAGER (1947)
Cr. diffluens	HP aus *NE 3/3*	+	+	+		+	BURCIK u. BEUTMANN (1956)

Xy = Xylose, Gl = Glucose, Ma = Mannose, Gk = Galaktose, Gs = Glucuronsäure.

Die Tatsache, daß nach 8- bzw. 16stündiger Hydrolyse des Polysaccharides aus *NE 3/3* noch unhydrolysierte Substanz vorhanden war, erklärt einmal den relativ niederen Gehalt an reduzierenden Zuckern nach HAGEDORN-JENSEN; außerdem läßt sie die Bildung einer oder zweier Diuronsäuren vermuten, deren weitere Aufspaltung bekanntlich schwierig ist (vgl. WHISTLER u. SMART 1953, FISCHER u. DÖRFEL 1955). Durch den sehr empfindlichen Kapp-Test ließ sich in dem nicht weiter identifizierten Zwischenprodukt die Anwesenheit von Uronsäure einwandfrei feststellen.

Bei der Analyse der Kapselsubstanz aus *Torulopsis rotundata*[1] (s. Tab. 9) hatte MAGER (1947) nur Xylose und Glucose gefunden (ohne Anwendung der Papierchromatographie).

9. Versuche zur Differenzierung verwandter Hefenpolysaccharide mittels Papierelektrophorese

In den vorangegangenen Versuchen war es nicht möglich, die serologisch unterscheidbaren Polysaccharide aus *NE 3* und *NE 5γ* auch

---
[1] Vgl. S. 228.

chemisch zu differenzieren. Beide gaben die gleichen Reaktionen, und in den Hydrolysaten ließen sich jeweils nur Mannose neben Spuren von Glucose nachweisen. Nachdem Bemühungen, die HP papierchromatographisch zu trennen, wenig erfolgversprechend verlaufen waren, wurde das Verhalten der beiden Substanzen im elektrischen Feld auf Filterpapier untersucht (BURCIK u. BEUTMANN 1957).

Dazu wurde die von GRASSMANN u. Mitarb. (1950, 1951, 1952) entwickelte Elektrophoresekammer und Filterpapier Nr. 2043a von Schl. u. Sch. (4 cm/40 cm) verwendet. Die Lokalisierung der HP auf den Pherogrammen gelang nach der von BJÖRNESJÖ (1955) angegebenen Methodik zur Färbung von proteingebundenen Serumpolysacchariden. Damit ließen sich γ-Mengen der HP auf Filterpapier nachweisen. Bei den Elektrophoreseversuchen wurde eine Klemmenspannung von 110 Volt angelegt, wobei im Streifen ein Strom von etwa 1 Milliamp. floß. Die beiden Polysaccharide wurden als 1-proz. wäßrige Lösungen in 1 cm langen Linien mit einem Abstand von 1 cm nebeneinander aufgetragen (0,001—0,002 cm³ entspr. 10—20 γ).

In Pufferlösungen von p_H 2,5 (Citrat-HCl), p_H 4,5 (Citrat-HCl), p_H 7,0 (Phosphat) und p_H 8,5 (Veronal-Acetat) zeigten die HP keine Wanderung. Lediglich durch elektroosmotische Strömung wurden die aufgetragenen Substanzen ein kleines Stück zur Kathode hin verschoben, was mit nichtgeladenen Indicatorsubstanzen (Dextran, Glucose) leicht kontrolliert werden konnte. Wurde dagegen Boratpuffer (nach SÖRENSEN u. CLARK) verwendet, wanderten beide Polysaccharide anodisch. Bei p_H 8,6 und p_H 9,2 nach einer Laufzeit von 18—20 Std ließen sich deutliche Unterschiede in den Wanderungsgeschwindigkeiten feststellen. Das HP aus *NE 5γ* bewegte sich schneller als das aus *NE 3*. Eine Aufspaltung in Komponenten wurde in keinem Fall beobachtet.

Die Beweglichkeit der beiden Hefenmannane im elektrischen Feld bei Anwendung von Boratpuffern ist folgendermaßen erklärbar: Ebenso wie niedermolekulare mehrwertige Alkohole bilden auch hochmolekulare Polyoxyverbindungen mit Borax Komplexe (DEUEL u. Mitarb. 1948; DEUEL u. NEUKOM 1949). Die Entstehung von Borat-Komplexen der HP aus *NE 3* und *NE 5γ* läßt sich durch Versetzen 5-proz. Lösungen der Polysaccharide mit wenig gesättigter Boraxlösung als Gelbildung makroskopisch deutlich erkennen. Nach DEUEL u. NEUKOM (1949) darf dann mit großer Wahrscheinlichkeit angenommen werden, daß im Makromolekül benachbarte cis-ständige Hydroxylgruppen vorhanden sind, die man sich mit ebensolchen Gruppen eines weiteren Kettenmoleküls zu sogenannten Didiol-Komplexen verknüpft denkt. Dadurch erhalten die neutralen Polysaccharide polare Gruppen, die ihnen ebenso wie bei den Monosacchariden die Teilnahme an der Stromleitung erst ermöglichen. Es sei hier erwähnt, daß offenbar auch Polysaccharide, die nur trans-vicinale Hydroxylgruppen besitzen, mit Borat reagieren und dann an der Elektrophorese teilnehmen können (vgl. ZITTLE 1951; NORTHCOTE 1954).

Unterschiede in den Wanderungsgeschwindigkeiten, die bei Monosacchariden vom Umfang der Komplexbildung mit Borat abhängen (BÖESEKEN 1949) und somit durch die sterische Konfiguration der Verbindungen gegeben sind (vgl. WUNDERLY 1954), lassen sich auch bei neutralen Polysacchariden beobachten, wie NORTHCOTE (1954) berichtete. Er fand in der Tiselius-Apparatur u. a. verschiedene Beweglichkeiten für Mannan aus Bäckerhefe (Sphärokolloid) und Steinnußmannan (Linearkolloid). Bei den eigenen Versuchen mittels Papierelektrophorese ließen sich nun Unterschiede in den Wanderungsgeschwindigkeiten von Mannanen feststellen, die aus verschiedenen Hefearten isoliert worden waren, also vermutlich dem gleichen Strukturtyp angehören.

10. Beobachtungen zur Frage des serologischen Verhaltens von Hefeeiweißstoffen

Ob und in welchem Ausmaß bei serologischen Reaktionen mit Hefen bzw. Hefeextrakten Antigene von Protein- oder Polypeptidcharakter eine Rolle spielen, wurde bis jetzt kaum untersucht (vgl. NICKERSON 1947; SCHÜTZE 1902, BALLS 1925). Orientierende eigene Präcipitationsversuche an *Candida*- und *Torulopsis*-Antiseren mit hohen Verdünnungen einer „stark Biuret positiven" Fraktion aus Autoklavenextrakten von *Cand. reukaufii* und *Tor. famata* sowie mit mehreren eiweißartigen Komponenten, die durch Filterpapier-Elektrophorese aus Autoklavenextrakten und Hefeauszügen nach NEUBERG u. LUSTIG (1942) abgetrennt worden waren, ließen erkennen, daß an den serologischen Reaktionen der hier näher untersuchten Hefen bzw. Hefeextrakten neben Polysacchariden auch proteinartige Stoffe beteiligt sind.

Ein weiterer Ausbau der elektrophoretischen Studien in Verbindung mit serologischen Reaktionen wäre meines Erachtens geeignet, mehr Licht in dieses Problem zu bringen.

Zusammenfassung

Die Gewinnung agglutinierender und präcipitierender Hefeantiseren gelang nach einer in der bakteriologischen Diagnostik häufig verwendeten Technik: Immunisierung von Kaninchen durch 5 bis 6 intravenöse Injektionen mit steigender Antigendosis im Abstand von 5 Tagen. Um nach diesem Schema Seren gegen *Cryptococcus*-Zellen zu gewinnen, mußten diese zuvor einer milden Säurebehandlung unterzogen werden.

Zur Ausführung von Agglutinationsreaktionen bewährte sich im wesentlichen ebenfalls eine in der Bakteriologie übliche Versuchsanordnung: Titerbestimmung durch ansteigende Serumverdünnung bei konstanter, optimaler Antigenverdünnung.

Präcipitinreaktionen wurden mit Autoklavenextrakten durchgeführt, die sich in Vorversuchen als besonders geeignet erwiesen hatten. Die Ermittlung der „Zone optimaler Präcipitation" war wesentlich zu Erzielung spezifischer Reaktionen.

Zur Gewinnung spezifischer Substanzen (Polysaccharide) aus Hefen wurde das Verfahren von GASIOROWSKI u. MIKULASZEK modifiziert: Erhitzen der wäßrigen Hefesuspension im Autoklaven, Entfernen der Eiweißstoffe durch tryptische Verdauung und mit Hilfe der Sevagschen Methode, Reinigen der mit Alkohol fällbaren Substanz durch Umfällen und Dialyse.

Bei vergleichenden serologischen und chemischen Untersuchungen an *Candida reukaufii* (*NE 3*), zwei Stämmen von *Torulopsis famata* (*NE 3kl, NE 5γ*) sowie an *Cryptococcus diffluens* (*NE 3/3*) wurde folgendes festgestellt:

1. *NE 3, NE 5γ* (*NE 3kl*) und *NE 3/3* waren durch Agglutinations- und Präcipitationsversuche mit Kaninchenimmunseren trotz ausgeprägter Überkreuzreaktionen eindeutig zu differenzieren.

2. Nach Absorption der überkreuzreagierenden Antikörper wurden absolut spezifische Ergebnisse erzielt.

3. Die aus *NE 3* und *NE 5γ* (*NE 3kl*) isolierten wasserlöslichen Polysaccharide gaben Überkreuzreaktionen mit Anti-*NE 5γ*- bzw. Anti-*NE 3*-Seren. Die beiden Kohlenhydrate lieferten identische Hydrolysenprodukte, nämlich Mannose und Spuren von Glucose, waren aber auf Grund verschiedener Wanderungsgeschwindigkeiten auf Filterpapier im elektrischen Feld zu unterscheiden. Die Überkreuzreaktionen sind wahrscheinlich auf strukturelle Ähnlichkeiten der beiden Mannane zurückzuführen.

4. Ein aus *NE 3/3* gewonnenes Polysaccharid reagierte nicht mit den heterologen Seren und war auch chemisch von den Polysacchariden aus *NE 3* und *NE 5γ* (*NE 3kl*) verschieden. Im Hydrolysat ließen sich Xylose, Mannose, Glucose und Glucuronsäure papierchromatographisch nachweisen.

5. *NE 5γ* und *NE 3kl* erwiesen sich in serologischen und chemischen Versuchen als identische Organismen.

Meinen hochverehrten Lehrern Herrn Prof. Dr. H. KÜHLWEIN und Herrn Dozent Dr. E. BURCIK möchte ich an dieser Stelle für die Übertragung und die wohlwollende Förderung der Arbeit herzlich danken.

Literatur

ALMON, L., and W. D. STOVALL: J. Inf. Dis. **55**, 12 (1934). — ANDERSON, E., and LILA SANDS: Plant Polyuronides, in Adv. Carbohydrate Chem. **1**, 329 (1945). — ASCHNER, M., J. MAGER and J. LEIBOWITZ: Nature (Lond.) **156**, 295 (1945).
BALLS, A. K.: J. of Immunol., **10**, 797 (1925). — BENHAM, RHODA W.: J. Inf. Dis. **57**, 255 (1935). — BJÖRNESJÖ, K. B.: Scand. J. Clin. Invest. **7**, 153 (1955). — BOIVIN, A., et L. MESROBEANU: C. R. Soc. Biol. (Paris) **114**, 307 (1933). — BOYDEN, A., E. BOLTON and D. GEMEROY: J. of Immunol, **57**, 211 (1947). — BOYDEN, A., and R. J. DE FALCO: Physiologic. Zool. **16**, 229 (1943). —

BÖESEKEN, J.: Adv. Carbohydrate Chem. **4**, 189 (1949). — BURCIK, E.: Noch unveröffentlicht (1952). — Naturwissenschaften **43**, 427 (1956). — BURCIK, E., u. W. BEUTMANN: Naturwissenschaften **43**, 427 (1956); **44**, 42 (1957). — BURCIK, E., u. W. BEUTMANN: Sero-Diagnostik bei Hefen: Sammelreferat, wird demnächst veröffentlicht. — BURNET, F. M.: Austral. J. exper. Biol. a. med. Sci. **20**, 81 (1942).
CONANT, N. F., D. S. MARTIN, D. T. SMITH, R. D. BAKER and J. L. CALLAWAY: Manual of Clinical Mycology. Philadelphia 1944.
DEAN, H. R.: Z. Immun.forsch. **11**, 58 (1911). — DEAN, H. R., and R. A. WEBB: J. of Path. **29**, 473 (1926); **31**, 89 (1928). — DEUEL, H., H. NEUKOM and F. WEBER: Nature (Lond.) **161**, 96 (1948). — DEUEL, H., u. H. NEUKOM: Makromolekulare Chem. **3**, 13 (1949). — DISCHE, Z.: Mikrochemie u. Mikrochim. Acta (Wien) **7**, 33 (1929); ref. bei KABAT, E. A., u. M. M. MAYER: Experimental Immunochemistry. Springfield, Ill. 1948. — DROUHET, E., G. SEGRETAIN et J. P. AUBERT: Ann. Inst. Pasteur **79**, 891 (1950).
EVANS, E. E.: J. of Immun. **64**, 423 (1950). — EVANS, E. E., and J. W. MEHL: Science (Lancaster, Pa.) **114**, 10 (1951). — EVANS, E. E., and J. F. KESSEL: J. of Immun. **67**, 109 (1951). — EVANS, E. E., and R. J. THERIAULT: J. Bacter. **65**, 571 (1953).
FISCHER, F. G., u. H. DÖRFEL: Hoppe-Seylers Z. **301**, 224 (1955). — FOLEY, G. E., and L. L. UZMAN: J. Inf. Dis. **90**, 38 (1952). — FULLER, A. T.: Brit. J. Exper. Path. **19**, 130 (1938).
GARZULY-JANKE, R.: J. prakt. Chem. **156**, 45 (1940). — GASIOROWSKI, N., u. E. MIKULASZEK: Z. Immun.forsch. **70**, 19 (1931). — GOLDSWORTHY, N. E.: J. of Path. **31**, 220 (1928). — GRASSMANN, W., u. K. HANNIG: Naturwissenschaften **37**, 496 (1950). — GRASSMANN, W., K. HANNIG u. M. KNEDEL: Dtsch. med. Wschr. **1951**, 333. — GRASSMANN, W., u. K. HANNIG: Hoppe-Seylers Z. **290**, 1 (1952).
HEIDELBERGER, M., F. E. KENDALL and H. W. SCHERP: J. of Exper. Med. **64**, 559 (1936). — HAWORTH, W. N., E. L. HIRST and F. A. ISHERWOOD: J. Chem. Soc. (Lond.) **1937**, 784. — HAWORTH, W. N., R. L. HEAT and S. PEAT: J. Chem. Soc. (Lond.) **1941**, 883. — HENRICI, A. T.: Molds, Yeasts and Actinomycetes. New York 1947.
JEANES, A., C. S. WISE and R. J. DIMLER: Analyt. Chemistry **23**, 415 (1951). — JERMYN, M. A., and F. A. ISHERWOOD: Biochemic. J. **44**, 402 (1949). — JONSEN, J.: Serological Studies in Genus Candida. Oslo 1955 (Trykt med bidrag fra Norges Almenvitenskapelige Forskninsrad).
KABAT, E. A., and M. M. MAYER: Experimental Immunochemistry. Springfield (Ill.) 1948. — KAPP, ELEANOR M.: J. of Biol. Chem. **134**, 143 (1940). — KAZAKOV, K.: Uchenye Zapiski Kazan. Gosudarst. Zootekh. Veterinar. Inst. im. Baumana **50**, 19 (1939); Chem. Abstracts 3222 (1942). — KENDALL, F. E.: J. Clin. Invest. **16**, 921 (1937). — KESTEN, H. D., D. H. COOK, E. MOTT and J. W. JOBLING: J. of Exper. Med. **52**, 813 (1930). — KESTEN, H. D., and E. MOTT: J. Inf. Dis. **50**, 459 (1932). — KLIGMAN, A. M.: J. of Immun. **57**, 395 (1947). — KLOPSTOCK, F., u. A. VERCELLONE: Z. Immun. forsch. **88**, 446 (1936). — KOLLE, W., u. H. HETSCH (H. SCHLOSSBERGER): Experimentelle Bakteriologie und Infektionskrankheiten. München-Berlin 1952. — KOLMER, J. A., and F. BOERNER: Approved Laboratory Technic. New York-London 1945. — KUROTCHKIN, T. J., and C. K. CHU: Chinese Med. J. **15**, 403 (1929).
LAMB, J. H., and MARGARET LAIN LAMB: J. Inf. Dis. **50**, 459 (1935). — LEBEDEW, A. V.: Ann. Inst. Pasteur **26**, 8 (1912). — LIBBY, R. L.: J. of Immun. **34**, 71 (1938). — LILIENTHAL, B., and N. E. GOLDSWORTHY: Austral J. Exper. Biol. a. Med. Sci. **28**, 271 (1950). — LINDSTEDT, G.: Ark. Kemi (Stockh.) A **20**, 13, 22 (1945). — Chem. Abstr. 1209 (1947). — LODDER, J., u. N. J. W. KREGER-VAN RIJ: The Yeasts (A Taxonomic Study). Amsterdam 1952.

Mager, J.: Biochemic. J. **41**, 603 (1947). — Mager, J., and M. Aschner: J. Bacter. **53**, 283 (1947). — Martin, D. S.: Amer. J. Trop. Med. **22**, 295 (1942). — Mc Anally, Rachel Anne, and Ida Smedley-Maclean: Biochemic. J. **31**, 72 (1937). — Müller, J. H., and J. Tomcsik: J. of Exper. Med. **40**, 343 (1924).
Neill, J. M., C. G. Castillo, R. H. Smith and C. E. Kapros: J. of Exper. Med. **89**, 93 (1949). — Neill, J. M., J. Abrahams and C. E. Kapros: J. Bacter. **59**, 263 (1950). — Neuberg, C., and H. Lustig: Arch. of Biochem. a. Biophysics **1**, 192 (1942). — Nickerson, W. J.: Biology of Pathogenic Fungi. Waltham (Mass.) 1947. — Norris, R. F., and A. J. Rawson: Science (Lancaster, Pa.) **105**, 105 (1947). — Northcote, D. H.: Biochemic. J. **58**, 353 (1954).
Oeding, P.: Acta path. scand. (Copenh.) **35**, 484 (1954). — Osborne, T. B.: nicht veröffentlicht; siehe bei Coghill, R. D.: J. of Biol. Chem. **90**, 57 (1931); Paech, K., u. M. V. Tracey: Moderne Methoden der Pflanzenanalyse. Heidelberg 1955, Band II.
Paech, K., u. M. V. Tracey: Moderne Methoden der Pflanzenanalyse. Heidelberg 1955, Band II. — Patridge, S. M.: Biochemic. J. **42**, 238 (1948). — Patridge, S. M.: Nature (Lond.) **164**, 443 (1949). — Payne, W. J., S. J. Gagan and A. L. Pollard: J. Bacter. **65**, 446 (1953). — Peck, R. L., D. S. Martin and C. R. Hauser: J. of Immun. **38**, 449 (1940).
Rawson, A. J., and R. F. Norris: Amer. J. Clin. Path. **17**, 807 (1947).
Salkowski, E.: Ber. dtsch. chem. Gesell. **27**, 497 (1894). — Salvin, S. B.: J. Labor. a. Clin. Med. **34**, 1096 (1949). — Salvin, S. B.: J. of Immun. **55**, 617 (1950). — Schäfer, Ingeborg: Zur Frage der Variabilität bei Hefen. Zulassungsarbeit T. H. Stuttgart 1954. — Schmidt, H.: zit. nach Westphal, O., O. Lüderitz u. F. Bister: Z. Naturforsch. **7b**, 148 (1952). — Schmidt, H.: Fortschritte der Serologie. Darmstadt 1955. — Schütze, A.: Dtsch. med. Wschr. **1902**, 804. — Sevag, M. G.: Biochem. Z. **273**, 419 (1934). — Sevag, M. G., C. Cattaneo u. L. Maiweg: Liebigs Ann. **519**, 111 (1935). — Sevag, M. G., D. B. Lackmann and J. Smolens: J. of Biol. Chem. **124**, 425 (1938). — Shepard, C. C.: Pub. Health Rep. **1946**, 55. — Stanley, N. F.: Austral. J. Exper. Biol. a. Med. Sci. **27**, 409 (1949). — Stoddard, I. L., and E. C. Cutler: Monogr. Rockefeller Inst. med. Res. **6**, 1 (1916). — Stone, K., and L. P. Garrod: J. of Path. **34**, 429 (1931). — Sugg, J. Y., u. J. M. Neill: J. of Exper. Med. **53**, 527 (1931).
Tomcsik, J., u. T. Kurotchkin: J. of Exper. Med. **47**, 379 (1928). — Tomcsik, J.: Z. Immun.forsch. **66**, 8 (1930). — Tsuchiya, T., S. Iwahara, F. Miyasaki and Y. Fukazawa: Jap. J. Exper. Med. **24**, 95 (1954). — Biol. Abstr. 26654 (1956). — Tsuchiya, T., F. Miyasaki and Y. Fukazawa: Jap. J. Exper. Med. **25**, 15 (1955). — Biol. Abstr. 20034 (1956). — T'ung, T., u. S. C. Wong: Proc. Soc. Exper. Biol. a. Med. **41**, 155 (1939).
Westphal, O., O. Lüderitz u. F. Bister: Z. Naturforsch. **7b**, 148 (1952). — Whistler, R. L., u. C. L. Smart: Polysaccharide Chemistry, New York 1953. — Wunderly, Ch.: Die Papierelektrophorese. Aarau-Frankfurt/Main 1954.
Yen, A. C. H., u. T. J. Kurotchkin: J. Infect. Dis. **56**, 238 (1935).
Zittle, C. A.: Advanc. Encymol. **12**, 493 (1951).

LEBENSLAUF

Am 22. September 1926 wurde ich, Werner Beutmann, als drittes Kind des Ingenieurs Johannes Beutmann und seiner Ehefrau Helene, geb. Bauer, in Esslingen/Neckar geboren.

Vom Frühjahr 1933 an besuchte ich die Volksschule. Nach dem Tod meines Vaters im Jahre 1934 übersiedelten wir nach Leipzig. Dort trat ich im April 1937 in die Ostwaldschule ein. Im März 1945 wurde mir die Reife zuerkannt.

Während des letzten Schuljahres (1943/44) war ich als Luftwaffenhelfer eingesetzt. Anfang 1944 wurde ich $\frac{1}{4}$ Jahr zum Reichsarbeitsdienst und anschließend zur Wehrmacht einberufen. Bei Kriegsende geriet ich in russische Gefangenschaft, aus der ich im Frühjahr 1946 entlassen wurde.

Im Mai 1946 trat ich als Praktikant in eine Esslinger Apotheke ein. Meine Lehrzeit beendete ich im Frühjahr 1948 mit der pharmazeutischen Vorprüfung in Stuttgart. Vom Wintersemester 1948/49 bis zum Sommersemester 1951 studierte ich Pharmazie an der Technischen Hochschule Karlsruhe und legte dort im Juli 1951 das pharmazeutische Staatsexamen ab. Noch im gleichen Monat wurde mir die Bestallung als Apotheker erteilt.

Mit Beginn des Wintersemesters 1954/55 nahm ich meine Studien wieder auf und führte am Botanischen Institut der Technischen Hochschule Karlsruhe und am Botanischen Institut der Landwirtschaftlichen Hochschule Stuttgart-Hohenheim vorliegende Promotionsarbeit aus.

Seit 1950 bin ich verheiratet. Ich habe zwei Kinder.

GPSR Compliance
The European Union's (EU) General Product Safety Regulation (GPSR) is a set of rules that requires consumer products to be safe and our obligations to ensure this.

If you have any concerns about our products, you can contact us on

ProductSafety@springernature.com

In case Publisher is established outside the EU, the EU authorized representative is:

Springer Nature Customer Service Center GmbH
Europaplatz 3
69115 Heidelberg, Germany

www.ingramcontent.com/pod-product-compliance
Ingram Content Group UK Ltd.
Pitfield, Milton Keynes, MK11 3LW, UK
UKHW022233230426
12048UKWH00017BA/1228